曾 华 刘鹏英 主编

育婴员简明培训教程

学苑出版社

图书在版编目（CIP）数据

育婴员简明培训教程 / 曾华，刘鹏英主编. -- 北京：学苑出版社，2021.8
ISBN 978-7-5077-6198-6

Ⅰ．①育… Ⅱ．①曾… ②刘… Ⅲ．①婴幼儿－哺育－职业培训－教材 Ⅳ．①R174

中国版本图书馆 CIP 数据核字(2021)第 122628 号

责任编辑：黄小龙
出版发行：学苑出版社
社　　址：北京市丰台区南方庄 2 号院 1 号楼
邮政编码：100079
网　　址：www.book001.com
电子邮箱：xueyuanpress@163.com
销售电话：010-67601101（销售部）67603091（总编室）
印　刷　厂：北京建宏印刷有限公司
开本尺寸：710mm×1000mm　1/16
印　　张：18.5
字　　数：230 千字
版　　次：2021 年 8 月第 1 版
印　　次：2021 年 8 月第 1 次印刷
定　　价：48.00 元

本书编写人员

主　审

王爱莲　刘筱英

主　编

曾　华　刘鹏英

副主编

刘花艳　肖辉刚

编委名单

（以姓氏笔画为序）

方立珍	朱晓霞	刘　佳	刘　娇	刘丽霞
刘艳荣	李建冠	肖珂丽	吴忻倩	何秀玉
张　丽	张春花	张梅花	陈　娟	易赛君
周晓东	周辉红	赵　娜	祝　旺	贺军民
徐宏宇	曹永虹	梁霞辉	程　婷	童　霄
谢斯文	谢鑑辉	谭　妙	熊　玲	

前　言

为了进一步提升农村劳动力的劳动素质和职业技能水平，我们有必要推进各种基层技能培训。基层育婴员培训就是其中一项重要工作，我们做这项培训的目的是既满足社会对合格育婴员的迫切需求，又能解决劳动力的就业瓶颈问题，切实贯彻中央"六保、六稳"指示精神，将改善民生、增强人民福祉落到实处，让婴幼儿家庭成员能够安心工作，快乐生活。

为了让育婴员真正学到育婴知识，顺利通过职业技能鉴定，取得职业资格证书，湖南省娄底市娄星区人民医院（妇幼保健院）根据最新版《育婴员国家职业标准》，组织儿童保健、儿童护理、儿童早期教育及育婴员职业专家，编写了《育婴员简明培训教程》。

该教程涵盖育婴员基础知识和基本技能。基础知识部分介绍了育婴员职业内涵，职业道德，婴幼儿生理、心理特点与婴幼儿各年龄段的保健重点，婴幼儿营养与喂养，婴幼儿健康照护及安全常识等。基本技能部分介绍了婴幼儿日常生活照料、早期教育的方法与技巧、保健与护理及常见意外伤害的预防与处理等。该教程语言通俗易懂，图文并茂，让学员一看就懂，一学就会，使通过培训取得职业资格证的育婴员完全能够胜任本职工作。

本书编写过程中得到了湖南省健康服务业协会母婴健康家庭服务分会的大力支持，得到了湖南省儿童医院护理专家方立珍、刘筱英教授的指导与审稿。在此，谨向为教程编写与出版付出辛勤劳动的领导、专家、图书和文献的作者致以诚挚的谢忱！

本书编写时间仓促，书中可能存在纰漏，请各位专家和读者不吝赐教，以便再版时改正。

贺军民

湖南省娄底市娄星区人民医院瑞月职业培训学校校长

湖南省娄底市娄星区人民医院党委书记　儿科教授

2021年7月

目 录

上篇 育婴员基础知识

第一章 育婴员职业概述 ··········· 03
- 第一节 育婴员职业内涵 ··········· 03
- 第二节 职业道德基本知识 ··········· 08
- 第三节 育婴员职业守则 ··········· 10

第二章 婴幼儿生长发育基础知识 ··········· 12
- 第一节 婴幼儿生长发育的规律和特点 ··········· 12
- 第二节 婴幼儿心理发展的规律和特点 ··········· 13
- 第三节 婴幼儿听说能力发展的规律与特点 ··········· 17
- 第四节 婴幼儿动作发展的规律与特点 ··········· 19

第三章 婴幼儿营养与喂养 ··········· 23
- 第一节 婴幼儿营养素的需求 ··········· 23
- 第二节 母乳喂养 ··········· 25
- 第三节 配方奶喂养 ··········· 27

第四章 婴幼儿保健 ··········· 29
- 第一节 婴幼儿各年龄阶段保健要点 ··········· 29

第二节　婴幼儿心理保健 …………………………………… 34
　　第三节　婴幼儿预防接种 …………………………………… 40

第五章　婴幼儿健康照护 …………………………………… 45
　　第一节　婴幼儿生病时的异常表现 ………………………… 45
　　第二节　婴幼儿就诊须知 …………………………………… 49
　　第三节　婴幼儿健康照护 …………………………………… 50

第六章　婴幼儿的教养 ……………………………………… 54
　　第一节　婴幼儿教养环境 …………………………………… 54
　　第二节　婴幼儿早期教育 …………………………………… 56
　　第三节　婴幼儿日常生活中的教育 ………………………… 61

第七章　安全工作常识 ……………………………………… 69
　　第一节　日常生活中的安全常识 …………………………… 69
　　第二节　家用电器安全常识 ………………………………… 72
　　第三节　消防安全常识 ……………………………………… 75
　　第四节　食品安全须知 ……………………………………… 77
　　第五节　外出安全常识 ……………………………………… 78
　　第六节　居家安全常识 ……………………………………… 80
　　第七节　紧急情况下的急救知识 …………………………… 82

下篇　育婴员基本技能

第八章　婴幼儿喂养 ………………………………………… 87
　　第一节　母乳喂养 …………………………………………… 87
　　第二节　母乳的采集与保鲜 ………………………………… 91

第三节　配方奶喂养 …………………………………… 94
　　第四节　婴儿溢奶的处理 ……………………………… 96
　　第五节　婴幼儿科学饮水 ……………………………… 97
　　第六节　婴幼儿就餐管理 ……………………………… 99

第九章　食品制作与用餐 …………………………………… 101
　　第一节　婴幼儿泥糊状食物的制作 …………………… 101
　　第二节　婴幼儿手指食品的制作 ……………………… 102
　　第三节　婴幼儿蔬果汁的制作 ………………………… 103
　　第四节　婴幼儿点心的制作 …………………………… 105
　　第五节　协助婴幼儿用餐 ……………………………… 106
　　第六节　婴幼儿餐具的使用 …………………………… 108

第十章　排泄与睡眠 ………………………………………… 110
　　第一节　诱导婴幼儿排便 ……………………………… 110
　　第二节　婴幼儿便后清洁 ……………………………… 112
　　第三节　婴幼儿更换尿布 ……………………………… 113
　　第四节　婴幼儿睡眠卧具的准备 ……………………… 116
　　第五节　安抚婴幼儿入睡 ……………………………… 117

第十一章　婴幼儿盥洗 ……………………………………… 119
　　第一节　婴幼儿五官的清洁 …………………………… 119
　　第二节　婴幼儿皮肤护理 ……………………………… 121
　　第三节　婴幼儿擦浴与沐浴 …………………………… 122
　　第四节　婴幼儿剪指（趾）甲 ………………………… 125

第十二章　婴幼儿出行照护 ……………………………………… 127

第一节　婴幼儿穿脱衣服 …………………………………… 127

第二节　包裹婴儿 …………………………………………… 129

第三节　正确背、抱婴幼儿 ………………………………… 131

第四节　婴幼儿出行的用物准备 …………………………… 134

第五节　婴幼儿童车的使用 ………………………………… 135

第六节　婴幼儿汽车安全座椅的使用 ……………………… 136

第十三章　环境创设与清洁消毒 ………………………………… 138

第一节　营造安全卫生的生活环境 ………………………… 138

第二节　婴幼儿餐具与奶具的清洁消毒 …………………… 142

第三节　婴幼儿尿布和便器的清洁消毒 …………………… 144

第四节　婴幼儿玩具、家具与卧具的清洁消毒 …………… 145

第十四章　婴幼儿保健与护理 …………………………………… 152

第一节　测量婴幼儿体重 …………………………………… 152

第二节　测量婴幼儿身长 …………………………………… 153

第三节　婴幼儿健康体检 …………………………………… 154

第四节　婴幼儿预防接种 …………………………………… 156

第五节　婴儿全身抚触 ……………………………………… 158

第六节　婴幼儿日光浴 ……………………………………… 161

第七节　婴幼儿空气浴 ……………………………………… 163

第八节　婴幼儿水浴 ………………………………………… 164

第九节　新生儿脐部护理 …………………………………… 165

第十节　婴幼儿体温测量 …………………………………… 167

第十一节　婴幼儿喂药护理 ………………………………… 169

第十二节　婴幼儿眼、鼻、耳滴药法 ················· 171

第十五章　婴幼儿意外伤害的处理 ······················· 176
　　第一节　婴幼儿表皮擦伤的处理 ······················· 176
　　第二节　婴幼儿四肢扭伤的处理 ······················· 177
　　第三节　婴幼儿皮下血肿的处理 ······················· 179
　　第四节　婴幼儿蚊虫等叮咬的初步处理 ············· 180
　　第五节　婴幼儿烧烫伤的处理 ·························· 181
　　第六节　婴幼儿鼻出血的初步处理 ··················· 183

第十六章　婴幼儿健康情况的观察 ························ 185
　　第一节　新生儿一般情况的观察 ······················ 185
　　第二节　婴幼儿啼哭的观察 ···························· 189
　　第三节　婴幼儿亚健康状态的观察 ··················· 191
　　第四节　婴幼儿口腔、视力、听力的观察 ·········· 193
　　第五节　婴幼儿正常心理行为的观察 ················ 195
　　第六节　婴幼儿心理与行为发育的观察 ············· 197

第十七章　婴幼儿运动训练 ·································· 199
　　第一节　婴儿抬头、翻身训练 ························· 199
　　第二节　婴儿坐、爬练习 ······························· 203
　　第三节　婴幼儿站立、行走动作的训练 ············· 206
　　第四节　幼儿跑、跳动作的训练 ······················ 209
　　第五节　婴幼儿精细运动的训练 ······················ 212

第十八章　婴幼儿语言及情感能力的培养 ················ 221
　　第一节　婴幼儿语言训练游戏 ························· 221

第二节　为婴幼儿讲故事 ·· 223

第三节　为婴幼儿念儿歌、童谣 ··· 225

第四节　和婴幼儿建立良好的关系 ······································ 227

第五节　婴幼儿感知觉训练游戏 ··· 228

第六节　保护婴幼儿的好奇心 ·· 230

参考文献 ··· 233

附　录 ··· 234

附录一　育婴员职业相关法律条文必读 ······························ 234

附录二　育婴员国家职业技能标准 ····································· 235

附录三　婴幼儿教养行为规范 ·· 249

附录四　婴幼儿心肺复苏 ··· 253

附录五　婴幼儿气管异物的紧急处理 ································· 256

附录六　育婴员模拟考试试题 ·· 258

上篇　育婴员基础知识

育婴员简明培训教程

YUYINGYUAN JIANMING PEIXUN JIAOCHENG

第一章 育婴员职业概述

学习目标：
1. 了解育婴员的职业内涵
2. 掌握育婴员的职业素养
3. 掌握育婴员的职业道德

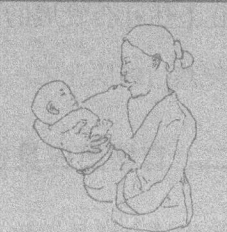

第一节 育婴员职业内涵

育婴员是指从事 0～3 岁婴幼儿日常生活照料、护理和辅助其早期成长的人员。

一、育婴员职业产生的背景

党的十九大报告提出"幼有所育"，把托育工作、婴幼儿养育作为民生建设的目标。随着我国二孩政策的全面开放，社会对育婴员的需求愈来愈迫切。我国每年新出生婴儿约 1500 万，承担婴幼儿照料的人主要是母亲，但大多数家庭仍然需要老人照料或聘请保姆，他们需要接受科学喂养和正确教育方法的学习和指导，以满足婴幼儿生长发育的需要。

其次，在现代社会环境下，广大父母对孩子的早期教育日益重视，家长"望子成龙，望女成凤"的愿望非常迫切，急需在思想观念和教育方法上得到予正确的引导和帮助。

另外，随着现代医学的飞速发展，婴幼儿智力开发提前至新生儿时期。

早期教育越来越受到国内外的重视和关注，成为提高人口素质、实现社会可持续发展的一项战略任务。

在上述社会发展的背景下，新型的育婴员职业应运而生，并已成为21世纪热门的职业之一。

二、育婴员应具备的基本条件

根据《育婴员国家职业技能标准》，育婴员应具有初中学历或相应的文化水平，且具备以下条件：

1. 人格健全、身心健康

（1）高尚的品德：育婴员必须具有高尚的品德，有爱心、耐心和责任心，用爱心养育婴幼儿，用耐心安抚婴幼儿，给予他们更多的呵护；用责任心引导他们，及时满足他们的生理和心理需求。

（2）身体健康：育婴员上岗前必须体检，取得体检合格证明后方可从事育婴工作。

（3）良好的心态：育婴员工作辛苦，常不分昼夜，也会遇到不开心或者困惑的事，必须保持良好的心态，多理解、多包容，才能更好地胜任本职工作。

2. 过硬的专业知识

（1）善于观察：育婴员在婴幼儿的日常照料中须敏锐观察、正确判断，遇危急情况，应能采取准确的应急措施。

（2）规范操作：育婴员的工作实践性很强，应掌握并严格遵守各项操作规程，以确保婴幼儿安全、舒适。

（3）善于学习：育婴员必须与时俱进，善于学习，不断总结经验，不断更新和完善知识。

3. 良好的语言表达能力

（1）与婴幼儿的语言表达方法

①语言表达方法。呼唤婴幼儿的乳名，让其感到亲切从而做出积极的反应；说话语调自然，音量适当，必要时加强语气，有所停顿，以吸引其注意；语言简明，用词尽量生活化、形象化，使婴幼儿易于接受；耐心倾听婴幼儿的表达，善于鼓励，及时反馈。

②适时运用肢体语言。面部表情：面带微笑，和善亲切；抚触：与婴幼儿交流对话的同时，可以轻柔地抚摸其脸部和手部；应答：及时回应婴幼儿的需求，适时做出应答，如抱一抱、拍一拍、摸一摸、逗一逗等；蹲下来沟通：与婴幼儿交流时与其视线平行。

③适时赞赏和鼓励。说话时态度和蔼、友善；任何时候发现婴幼儿的优点，都要及时给予赞赏和鼓励。

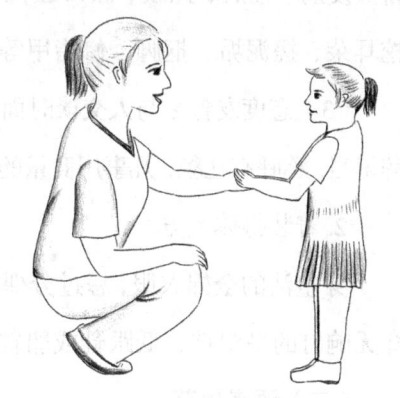

图1-1　与婴幼儿交流时与其视线平行

（2）与婴幼儿家长的语言表达方法

①有针对性地具体指导。首先要多听少说，抓住问题的实质，再提出有针对性的分析和建议，必要时进行操作示范。

②因人而异，区别对待。不同的家长会有不同的性格、修养、文化和心理差异，应针对不同的家长采取不同的语言表达方式。

三、育婴员职业素养

育婴员职业素养包括基本礼仪规范、语言规范、姿势规范和行为规范等。

（一）基本礼仪规范

1. 仪表整洁文明

（1）卫生要求：保持全身清洁卫生，口腔、身体无异味，不得有眼屎，经常修剪指甲。长发者把头发盘在头顶，不使用浓烈气味的发乳和化妆品，不浓妆艳抹，不戴项链、耳环和戒指。

（2）行为举止：不在他人或食物前打喷嚏、咳嗽；不当着他人的面整理衣服、穿脱衣服、提袜子、放鞋垫等；不在他人面前梳妆打扮，如梳头、抖头皮屑、描眉、抹眼、涂口红；不在他人面前摸脸、挠头、抠鼻孔、剔牙、挖耳朵、搓泥垢、抠脚、修指甲等。

（3）态度友善：与人交谈时面带微笑，热情大方，语气温和、亲切，措辞得当，称呼有礼貌，凡事用商量的口气与人沟通，切忌态度冷漠，言语生硬。

2. 着装得体大方

穿整洁的全棉衣服，忌过分裸露、过分透明轻薄、过分短小、过分艳丽。穿无响钉的平跟鞋、低跟鞋或船鞋。

（二）语言规范

交谈时常用文明礼貌语"您好""请""对不起""谢谢""再见"等。说话诚实、语义准确、音量和语速适中、表情自然、称呼得体。

（三）姿势规范

1. 站立姿势

两足分开20厘米左右，或者两足并立，双腿微曲，收腹，挺胸，两肩平行，双臂自然下垂，头正，眼睛平视，下巴微收。

2. 走路姿势

走路时抬头、挺胸收腹、两眼平视、落落大方，步伐有弹性，自然摆动手臂。

3. 入座姿势

坐姿头要正；上身要微微地向前倾斜；膝盖和双腿轻轻并拢，两足并在一起，并把两个脚后跟微微提起。切忌叉开两腿、跷二郎腿、抖腿或裙子掀起露出大腿等不文雅的坐姿。标准坐姿详见图1-2。

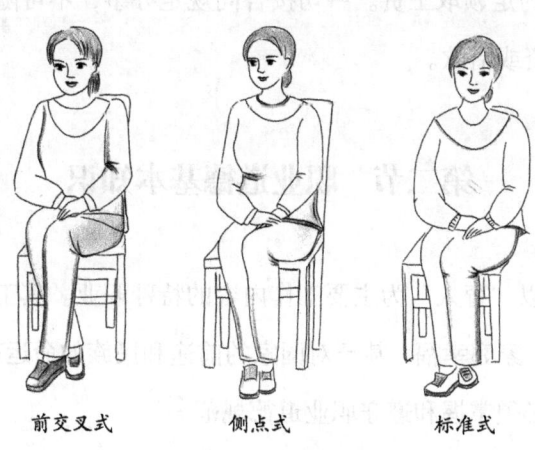

前交叉式　　　侧点式　　　标准式

图1-2　标准坐姿

（四）行为规范

1. 了解婴幼儿和雇主家庭习惯。尽快熟悉和了解雇主家的生活习惯，如饮食口味、爱好、作息时间等。

2. 明确自己在雇主家的位置，任何时候都不要喧宾夺主。雇主的家人在谈话、看电视、商讨家事时，应自觉回避。不要打探雇主家的私事，不对雇主或其家人说长道短。

3. 注意细节，诚实待人。不经许可不进入雇主卧室，如必须进去要先敲门，出去时记得轻轻带上门。为雇主采购物品时要做好日常开支记账，外出要告知雇主或请假。未经雇主同意不将外人带到雇主家里。

4. 自备日常生活用品。不得使用雇主家生活用品，更不可动用雇主的化妆品或因好奇翻看其私人用品。

5. 记住雇主的叮嘱和交代。对雇主的叮嘱未听清或未听懂时，一定要问清楚，不能不懂装懂。必要时写在记事本上，以防遗漏。

6. 防止损毁物品。如损坏雇主家东西应主动向雇主说明并道歉，争取其谅解。切不可将损坏的东西偷偷扔掉或推诿责任。

7. 按合同约定领取工资。一切按合同规定办事，不可随意要求增加工资、提前发工资或借款。

第二节　职业道德基本知识

育婴员是以"育人"为主要工作内容的特殊职业。其工作关系到婴幼儿的身心健康、家庭幸福，甚至对国家的前途和民族的命运产生长远影响，因此，育婴员必须掌握和遵守职业道德规范。

一、职业道德的定义

道德是人们共同生活及行为的准则与规范，代表着社会的正面价值取向，起判断行为正当与否的作用。道德由一定的社会经济基础所决定，并为一定的社会经济基础服务。道德包括社会公德、职业道德、个人品德和家庭美德等。

职业道德是指从事一定职业的人，在工作或劳动过程中，应该遵循的与其职业活动紧密联系的道德准则和行为规范，是社会道德在职业生活中的具体体现。

二、职业道德的特点

1. 职业性

由于职业的不同，人们在职业活动中会形成特定的交往关系和不同的行为规范，比如为人师表是教师的职业要求，救死扶伤是医务人员的职业要求。

2. 广泛性

广泛性是针对不同职业的从业人员而言的。职业道德是职业活动的直接产物，只要有职业活动，就会体现一定的职业道德。

3. 稳定性

职业道德的内容表现为某一职业特有的职业心理、职业品质、职业传统和习惯。每种职业的特殊利益和要求，都是在长期的、反复的特定职业活动中形成的。这种各具特色、代代相传的职业的特殊利益和要求，反映了相对稳定的职业心理和道德观念。

4. 实践性

职业道德原则和规范是在职业活动中总结和概括出来的。职业道德以工作守则、规章制度等简明适用的形式来指导从业人员的工作。

5. 具体性

职业道德是依据本职业的业务内容、活动条件、交往范围及从业人员的承受能力而制定的行为规范和准则。职业道德的种类是多样的，如制度、章程、公约、须知、誓词、条例等，其表达形式简明具体。

6. 时代性

时代性是职业道德的一个鲜明的特点。一方面，职业道德随着时代的变化而变化，在一定程度上贯穿和体现着一定时代社会道德的普遍要求；另一方面，新的职业道德规范也将随着经济和科技的进步而出现。

第三节　育婴员职业守则

育婴员有其特有的职业守则，每个育婴员都必须严格遵循。

一、遵纪守法，恪尽职守

1. 遵纪守法：育婴员是直接为婴幼儿、家长和社会提供服务的"窗口行业"，必须严格遵守各项法律法规和操作规程。

2. 恪尽职守：育婴员服务的对象是婴幼儿和家长，只有尽心尽责，努力做好本职工作，才能取得家长和社会的信任。

二、关爱婴幼儿，科学养育

1. 关爱婴幼儿：育婴员要关爱婴幼儿、了解婴幼儿，掌握婴幼儿在不同年龄阶段的生理、心理和行为特点，根据婴幼儿的生长发育规律给予科学的教育和指导；站在婴幼儿的角度考虑问题；关爱和尊重他们，用平等和民主的态度对待他们。

2. 科学养育：婴幼儿的成长过程是不断适应自然环境和人文环境的过程。自然环境的特点、规律是不变的，但育婴方法可以变，要利用一切可能，创造一切条件，努力让婴幼儿按自然环境的规律发展，实施科学养育方法。

三、平等对待，尊重差异

1. 平等对待：平等对待每一个婴幼儿是育婴员的基本工作守则之一。无论面对哪种情况的婴幼儿（如：残障、发育落后、智力低下、先天性疾病等婴幼儿）及处于哪种雇主家庭环境中，育婴员对待婴幼儿及雇主家庭都应该一视同仁、平等对待。

2. 尊重差异：育婴员要理解和尊重婴幼儿生长发育的个体差异，根据其个体差异，针对性地进行教育与引导，发挥他们的优势，开发他们的潜能，切不可盲目进行孩子间的横向比较。

四、认真观察，规范操作

1. 认真观察：婴幼儿的语言表达能力不强、认知发展有限，他们无法用语言清楚、准确地表达自己的想法和诉求。育婴员需要凭借理论知识和实践经验，在婴幼儿的日常养育过程中认真观察其行为和情绪反应，及时进行正确引导。

2. 规范操作：育婴员的工作实践性很强，婴幼儿的健康成长离不开育婴员规范的操作技能。育婴员应严格遵守各项操作规程，如食品的制作，奶瓶、食具的清洁消毒以及确保婴幼儿生活环境的安全、整洁、卫生等。

五、勤奋好学，友好合作

1. 勤奋好学：育婴知识涉及婴幼儿身心发展的理论、教育理论、保健等多方面的知识。育婴员在从业过程中需不断学习、勤于思考，不断提高业务水平。

2. 友好合作：育婴员不仅要善于与婴幼儿沟通和互动，还要将科学育儿的理念和方法传递给家长，取得家长的信任，实现双方共赢，这需要育婴员与家长友好合作、齐心协力，才能更好地完成。

第二章 婴幼儿生长发育基础知识

学习目标：
1. 掌握婴幼儿生长发育的规律与特点
2. 掌握婴幼儿心理发展的规律与特点
3. 了解婴幼儿行为发育应关注的问题
4. 了解婴幼儿听说能力、运动能力的规律与特点

第一节 婴幼儿生长发育的规律和特点

生长是指整体和各器官的增长，是可以测量的，是量的改变；而发育是指细胞、组织、器官功能的演进与成熟，是质的改变。两者密切相关，统称为生长发育。

0～3岁统称为婴幼儿期，可分为新生儿期（0～28天）、婴儿期（0～1岁）、幼儿期（1～3岁）。

一、婴幼儿生长发育的规律

生长发育是由量变到质变的复杂过程，有连续性、阶段性，不平衡性，一般规律性和个体差异性四大特点。

1. 生长发育是连续的、有阶段性的过程。各年龄阶段发育速度不同，如婴幼儿期及青春期发育最快，其他时期速度一般，但整体在不断地增长，前阶段为后阶段的生长发育创造条件。

2. 各系统发育不平衡。神经系统发育最早，生殖系统发育最迟；心脏、肝、肾、肌肉的发育和体重的增加相平行。由于婴幼儿时期免疫系统处于

发育起始阶段，因此，容易患病，特别是容易患呼吸系统感染。

3.生长发育的一般规律性。婴幼儿的生长发育遵循由上到下、由近到远、由粗到细、由低级到高级、由简单到复杂的规律。

4.婴幼儿的生长发育具有个体差异性。虽然生长发育有一定的规律可遵循，但受遗传及环境因素的影响，个体之间有一定范围的正常差异。

二、婴幼儿生长发育的特点

1.年龄越小，生长速度越快。婴幼儿期的身体生长速度是人一生中最快的，但生长速度不是直线上升，而是阶段性的。

2.婴幼儿的生长发育、动作发展有一定的顺序和规律，婴幼儿运动机能的发展遵循从头到脚的发展规律。

3.婴幼儿时期要完成从自然人到社会人的转变，从一个毫无生活自理能力的自然人，转变为初步能适应社会生活的社会人。

第二节 婴幼儿心理发展的规律和特点

育婴员应掌握婴幼儿心理发展的规律和特点，以便及时发现婴幼儿心理行为的异常情况，实现早期干预，使婴幼儿心理发展尽快回归正常轨道。同时，指导家长科学育儿，提高早期教育的效果。

一、婴幼儿心理发展的规律与特点

1.心理发展具有方向性和顺序性

心理发展是一个过程，是按照从低级向高级发展的方向、以固定的顺序进行的。例如，婴幼儿言语发展过程中，总是先会发一些"咿咿呀呀"的声音，再学会说一些简单的词，最后才能用准确生动的语言与他人交流。

2. 心理发展具有连续性和年龄阶段性

婴幼儿的心理发展是随着年龄的增长逐级推进和深化的。它既有阶段性，又有连续性，是阶段性与连续性的辩证统一。心理发展虽然是循序渐进的，离不开量的积累，但发展又不是简单的量的累加，当积累了一定的量变之后就会引起质的变化。

发展过程中的质变，意味着心理发展到了一个新的阶段，从而形成心理发展的阶段性。心理发展的每个阶段都有其特殊的质变，阶段与阶段之间有比较明显的差别。

3. 心理发展具有个别差异

虽然婴幼儿的心理发展遵循一定的阶段和顺序，但由于遗传、健康状况、家庭状况以及个体的差异，每一个个体的发展又都具有个体差异。例如：有的幼儿2岁就能背儿歌了，有的才刚刚学说话；有的很小就显示出惊人的数学才能，有的则在音乐方面有天赋。

4. 心理发展具有不平衡性

心理发展的不平衡性主要是对同一个体而言的。首先表现在心理的各个阶段的发展速度是不完全相同的。例如，感知觉在新生儿期就已出现，10岁左右已达到比较成熟的水平，而抽象逻辑思维则在5～6岁才开始萌芽。其次表现在个体整个心理变化的非等速性上。一般说来，年龄越小，发展的速度越快。

心理发展的不平衡性常常会涉及儿童心理学中敏感期的概念。敏感期是指其学习某种知识和形成某种能力或行为比较容易、在某个方面发展最为迅速的时期。心理学家将这种特定时期称为个体发展的"敏感期"或"关键期"。

二、婴幼儿心理发展的敏感期

当敏感期发生时，婴幼儿的内心会有一股无法遏止的动力，驱使其对所感兴趣的特定事物，产生尝试或学习的强烈兴趣，直到满足内在需求或敏感力减弱，这股动力才会消失。处于敏感期的婴幼儿常不断地重复做同一件事情，在做每一件事情时，总是充满活力和热情，因此，很容易学会。

1. 感官敏感期（0～6岁）

婴幼儿从出生起，就会凭借听觉、视觉、味觉、触觉等来熟悉环境，了解事物。如新生儿表现出对黑白相间的图片感兴趣。

2. 口敏感期（0～2.5岁）

婴幼儿用口啃咬东西能捕捉到所认识事物的特征，包括用口进行的触觉、味觉过程，婴幼儿喜欢用口感知事物、认识事物，不断练习使用牙齿、舌头。爱吸吮手指就是口敏感期的典型表现。

3. 手的敏感期（0～6岁）

婴幼儿用手探索世界、认识世界，表现出喜欢用手抓东西，通过手的探索使大脑得到发展，并锻炼手的灵活性，协调大脑和身体之间的关系。

4. 走的敏感期（10～12月龄）

婴幼儿从最初要成人拉着走、借助物体走、独立行走，到上下坡、爬楼梯，到专门爱走不平的路，这是婴幼儿空间知觉发展的一种表现形式。

5. 言语发展的敏感期（0～3岁）

婴幼儿从呱呱落地到3岁，是掌握语言的最佳时期，尤其在2岁左右，学习说话的积极性最高，心理学家常称之为"叽叽咕咕，滔滔不绝"时期。

6. 细小事物敏感期（1.5～4岁）

该年龄段婴幼儿表现出对极小而精致的事物感兴趣。比如，喜欢看蚂蚁打架，看书常常看到细节，看不见大画面。

7. 空间敏感期（0~6岁）

此时期婴幼儿喜欢探索空间、行走，最早表现为爬、抓、移动物体等。年龄稍大一点则喜欢爬高、旋转、从高处往下跳、钻衣柜、扔东西等。喜欢把物体垒高，然后推倒，再重垒，不断重复，建立三维空间感。

8. 模仿敏感期（1~3岁）

模仿敏感期是幼儿重要的智力发展时期。能重复原型所显示的行为，表明孩子的心智已经发展到能够领悟和掌握某一行为背后含意的阶段了。

9. 秩序敏感期（2~4岁）

处于秩序敏感期的幼儿，认为世界是以不变的程序和秩序而存在的，这是幼儿最初的内在逻辑，即幼儿的思维（称为"直线式思维"）。婴幼儿需要一个有秩序的环境来帮助他认识事物、熟悉环境，这时的程序和秩序能给婴幼儿以安全感。

10. 自我意识敏感期（1.5~3岁）

幼儿最初用"打"来表示不同意、不喜欢；然后说"不"，什么事情都用"不"来表示，不管做与不做都是"不"。他们从说"打"、说"不"、说"我的"开始，到坚定不移地坚持自己的看法，在形成自我的过程中，建立自己的存在。

11. 自我意识形成（人格培养）的敏感期（3~6岁）

3岁左右的幼儿神经传导功能迅速而正确，动作开始表现得比较成熟。同时，开始出现自我意识，逐渐把自己从周围环境中分化出来，在行为上力图摆脱外界的束缚，出现"第一反抗期"。

12. 社会规范敏感期（2.5~6岁）

2岁半的幼儿逐渐脱离以自我为中心，对交朋友、群体活动有明显倾向。此时应开始帮助幼儿建立明确的生活规范、日常礼仪，使其日后能遵守社会规范，拥有自律的生活。

第三节 婴幼儿听说能力发展的规律与特点

0～3岁是婴幼儿学习语言的最佳时期,根据婴幼儿听说能力发展的规律与特点,紧抓关键期,对婴幼儿进行听说训练,为提高其成年后的语言沟通能力打下坚实的基础。

一、婴幼儿听说能力发展的规律

1.婴幼儿语言的准备阶段(0～1岁)

婴幼儿语言发展是以生理的成熟度为基础的,此期应加强其肺、咽、唇、舌4个发音器官的锻炼,如伸舌、动唇等动作。当婴幼儿的发音器官成熟,说出第一批具有概括性意义的词的时候,标志着婴幼儿开始进入了正式学说话的阶段。

2.婴幼儿语言的发生阶段(1～3岁)

大多数婴幼儿在1岁左右能说出单字,如"爸""妈""走""要"等,有的还能说"再见""谢谢""回家""吃饭"等。1岁半左右可以说出2～4个字的句子,如"不要""我的娃娃"等,能够把眼前的事情用语言表达出来。

3.婴幼儿语言发展是有序的

婴幼儿语言的发展是连续的、从量变到质变的过程。一般发展顺序经历以下几个阶段:

(1)单字句阶段。1岁左右用1个字的声音表达许多意思时称为单字句阶段,如说"水",可能是要喝水,也可能是看到桌子上有水,还可能是看到水龙头在滴水。了解单字的意思,需要根据婴幼儿的音调、情景进行判断。

(2)电报句阶段。2岁左右会说2～3或3～4个字组成的句子,把名词和动词组合在一起被称为电报句阶段，如"宝宝上街""妈妈抱抱"等。

（3）简单句阶段。2岁半左右开始使用叙述、感叹、疑问句来表达思想，能够说出4个词以上的简单句子。

（4）复合句阶段。3岁左右可能会说2个或2个以上的简单句子。语言发展越好，每句话的词汇量越多，有的还能恰当地回答"为什么"之类的问句。

二、婴幼儿听和说能力发展的特点

1. 理解先于表达

理解是语言发展的基础，听懂话是说话的前提。婴幼儿是在理解语言的基础上才开始说话的，一般在说出10个词之前，已经能听懂50个词了。

2. 借助非口语表达

在婴儿期，非口语表达主要依靠眼神、身体姿势及动作。婴儿的语言就是指面部表情、发音、懂话和说话。面部表情、肢体动作、哭笑，都可以正确表达婴儿的感受和需求。

3. 对词的理解是有序的

婴幼儿理解成人的语言是按照名词—动词—其他词类的顺序进行的。所以，成人一般先告诉婴幼儿这是什么，让婴幼儿给周围的事物配上名称，属于名词阶段。再告诉婴幼儿做什么，属于动词阶段。最后才告诉婴幼儿事物的性质，属于形容词阶段。

4. 语言的理解与经验有关

婴幼儿对语言的理解是建立在婴幼儿的感知经验、概念建立、对符号和口语理解的基础上。所以概念的建立、词汇的掌握是测量婴幼儿语言发展的一个重要标志。

第四节 婴幼儿动作发展的规律与特点

婴幼儿运动能力的发展遵循由上而下、由近而远、由不协调到协调、由粗糙到精细的发展规律。根据婴幼儿运动发展规律将运动分为粗大运动和精细运动两大类。

一、婴幼儿粗大运动发展的规律与特点

粗大运动包括：抬头、翻身、坐、爬、站立和行走等。

1. 婴幼儿粗大运动发展的规律

（1）最初的动作是全身性的、笼统的、散漫的，以后逐步分化为局部的、准确的、专门化的。

（2）从身体上部动作到下部动作：婴儿最早的动作发生在头部，其次在躯干，最后是下肢。其顺序是沿着抬头、翻身、坐、爬、站、行走的方向发展。

（3）从无意动作到有意动作。

2. 婴幼儿粗大运动发展的表现（详见表2-1）。

3. 婴幼儿粗大动作发展的特点

（1）0～6个月为原始反射支配时期，以移动为主，包括仰卧、侧卧、俯卧、翻身、爬行、抱坐、扶坐等。

（2）7～12个月为步行前时期，仍然以移动为主，包括独坐、爬行、扶站、姿势转换、花样爬（障碍爬）、扶走等。

（3）13～18个月为步行时期，以行走平衡感发展为主，包括站立、独立走（向不同方向走、直线走、曲线走、侧身走、倒退走）、攀登、掌握平衡等。

（4）19～36个月为基本运动技能时期，以技能运动为主，包括跑（追

逐跑、障碍跑）、跳（原地向上跳、向前跳）、投掷（投远、投向目标）、单脚站立、翻滚、走平衡木、抛物接物、玩运动器械（坐滑梯、荡秋千、蹬童车等）。

二、婴幼儿精细运动发展的规律与特点

精细运动包括抓、握、捏、搓、折等。

1.婴幼儿精细运动发展的规律

（1）0～6个月是抓、握动作发展时期。可以在婴儿床上方或周围悬挂不同材料做的或能发出响声的玩具，引导婴幼儿经常用手去摸和抓出现在眼前的东西。

（2）7～12个月是拍打、取物、对击、松手、扔物动作发展时期。可以提供能发出声音的玩具（小鼓、琴等）让婴幼儿拍打，提供小玩具和容器让婴幼儿取物和投放，提供不同规格和质地的小球让婴幼儿抓捏和扔。

（3）13～18个月是套圈、垒高、食指按压、敲打、舀动作发展时期。可以提供彩色套圈、方形小积木、按拨器、打击飞人、打球台、小勺、小碗等玩具让婴幼儿进行练习。

（4）19～24个月是串、二指捏、套叠、旋转、镶嵌的动作发展时期。可以提供串珠、二指捏镶嵌板、套碗、套塔、开锁模具、2～4片简易拼图等玩具让婴幼儿进行练习。

（5）25～36个月是构造组合、拼拆、捏、搓、折、画画动作发展时期。可以提供拼插玩具、积木、橡皮泥、折纸、6～12片拼图、蜡笔画纸等玩具让婴幼儿进行练习。

2.婴幼儿精细运动发展的表现，详见表2-1。

表 2-1　婴幼儿运动能力发展的表现

年龄	粗大运动发展的表现	精细运动发展的表现
新生儿	无规律，不协调	两手紧握拳
1个月	俯卧位抬头片刻	紧握触手物
2个月	俯卧位抬头45°（从仰卧位拉至坐位，头后仰）	短暂留握如拨浪鼓一类的物体
3个月	俯卧位抬头90°，垂直位头晃动	两手放松，有意识地用手接触物体（常拉自己的衣服及大人的头发）
4个月	俯卧抬高头，抬胸（并以肘支撑抬起胸部），仰卧位姿势对称	胸前玩弄双手，见物两臂活动欲取物
5个月	扶腋下直立时，双下肢可支持体重能靠着物体坐	伸手抓物（如主动握拨浪鼓）
6个月	翻身，扶腋下跳跃	双手各握一块积木
7个月	能独坐片刻；俯卧位以腹部为中心向左右旋转追逐物体	积木从一手换到另一手 4根手指一起抓小物体
8个月	独坐稳，会爬	捏弄、敲打及抛掷玩具
9个月	扶栏站立	拇-食指平指拾起小糖丸①
10个月	攀栏站起	伸食指拨弄小糖丸或小孔
11个月	扶家具行走，牵着一手能走	从杯中取出积木
12个月	独站片刻，部分小儿能独走	垂直摘小糖丸，把手中物体放掉②
15个月	独走，行走自如，能弯腰捡物再站起	搭积木2～3块；将小糖丸放入瓶中
18个月	扶栏上楼梯；有目标地抛球；能拖拉玩具前进及后退	搭积木3～4块；用笔在纸上乱画；将小糖丸从瓶中倒出
21个月	扶栏下楼梯，踢球	搭积木5～6块；用笔画直线
2岁	双脚并跳，跑步笨拙	搭积木6～7块；逐页翻书，用蜡笔乱涂
2岁半	立定跳远20厘米	搭积木8块；搭桥；模仿画直线、横线
3岁	独足站立片刻；跑步比较熟练；两脚交替登楼梯	搭积木10块；模仿画圆圈；用筷子夹花生粒

注解：①拇-食指平指拾起小糖丸：拇指和食指能配合用钳形动作拾小糖丸，近尺侧腕部仍贴在桌面，即平指拾物。

②垂直摘小糖丸：把手中物体放掉，拇-食指用钳形动作取小糖丸时已不需要近尺侧腕部的支持，称为"垂指摘"。

3. 婴幼儿精细动作发展的特点

（1）婴幼儿精细动作发展的顺序是从用满手抓握到用拇指与其他四指对握，再到食指与拇指对捏。

（2）婴幼儿精细动作的发展必须以粗大动作的发展为基础。

第三章 婴幼儿营养与喂养

学习目标：
1. 了解婴幼儿对营养素的需求
2. 掌握母乳的保存方法与注意事项
3. 掌握配方奶的种类和选择

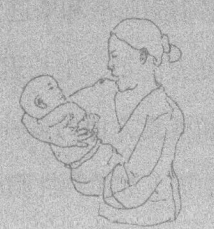

第一节 婴幼儿营养素的需求

营养素包括产能营养素和非产能营养素。产能营养素包括膳食中的蛋白质、碳水化合物和脂肪，非产能营养素为膳食中的维生素、矿物质、膳食纤维和水。

（一）蛋白质

蛋白质是构成细胞和组织的重要成分，是构成酶、激素、抗体等的基本原料。如果蛋白质长期摄入不足，不仅影响婴幼儿身体发育和智力发育，还会导致机体免疫功能低下，伤口愈合缓慢。蛋白质分为动物性蛋白质（来源于奶类、畜肉、禽肉、鱼、虾、贝类等食品）和植物性蛋白质（来源于豆类、坚果类食品）。

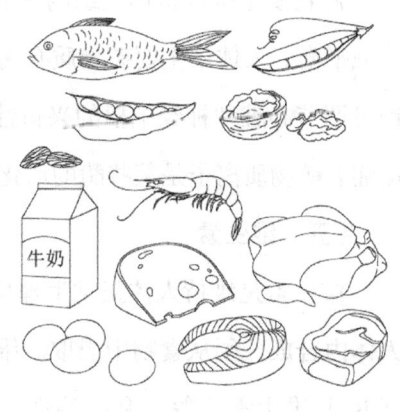

图 3-1 高蛋白质食物

(二) 脂肪

脂肪可以保护机体、构成组织和细胞、促进脂溶性维生素的吸收、提供必需脂肪酸和增进食欲。婴幼儿长期脂肪摄入不足可表现出消瘦、怕冷、免疫力低下、生长迟缓、皮肤损伤（出现皮疹等），以及肾脏、肝脏、神经和视觉方面的多种疾病。脂肪分为动物性脂肪（如猪油、牛油、奶油、鱼油等）和植物性脂肪（如芝麻油、豆油、花生油、菜油、茶油、玉米油、橄榄油等）。植物性脂肪所含必需脂肪酸高于动物性脂肪。

(三) 碳水化合物

碳水化合物是构成神经组织的成分，保肝、解毒，且对蛋白质有保护作用。膳食中碳水化合物过少，可造成膳食蛋白质浪费，还可导致全身无力、疲乏、血糖含量降低，产生头晕、心悸、脑功能障碍等。严重者会导致低血糖昏迷。膳食中碳水化合物过多，会导致体重增加，产生各种慢性疾病，如高血脂、糖尿病等。碳水化合物的主要食物来源有蔗糖、谷物（如水稻、小麦、玉米、大麦、燕麦、高粱等）、水果（如甜瓜、西瓜、香蕉、葡萄等）、坚果、蔬菜（如胡萝卜、番薯等）等。

(四) 矿物质

矿物质是构成机体组织的重要原料，能维持组织细胞的渗透压和机体酸碱平衡。人体中主要矿物质有钙、铁、锌、碘等。某些矿物质，特别是钙、钾可调节心脏和神经中枢的兴奋性。如婴幼儿血钙过低时，会产生手足搐搦症。矿物质离子是某些酶的活化剂，如盐酸对胃蛋白酶有激活作用。

(五) 维生素

维生素是维持人体正常生理功能所必需的一类营养素，维生素不能在人体内合成，须从食物中摄取。维生素可分为水溶性（如维生素B_1、维生素B_2和维生素C等）和脂溶性（如维生素A、维生素D、维生素E及维生素 K）两大类。

（六）水

水是构成细胞的必要成分，是机体物质代谢（吸收、运输、排泄）必不可少的溶液媒介，有调节体温和润滑作用。脱水可造成婴幼儿代谢紊乱、水电解质平衡失调。饮食缺水会使消化液的分泌相应减少，阻止食物的消化吸收，引起食欲不振、乏力、易于疲乏。当体内水分损失达20%时，人不能生存，摄入水过量则会引起水中毒。

（七）膳食纤维

膳食纤维是指在胃肠道不能被消化酶所分解但可被细菌分解且不能被人体消化吸收的物质。它不提供热能，通过在大肠吸收水分、增加粪便的体积，使粪便变软而保持大便通畅，有助于腹泻、便秘、厌食等消化道疾病的治疗，有利于将肠腔内对人体有害的物质及时排出。

第二节 母乳喂养

母乳是婴幼儿最好的天然食品已成为全世界的共识。母乳喂养对降低慢性病患病率、促进儿童生长发育和智力发育，起着积极作用。

一、母乳的分类

根据泌乳生理时间，将乳汁分为初乳、过渡乳、成熟乳、晚期乳。详见表3–1。

表 3-1　母乳的分类与特点

分类	特点
初乳	初乳即产后 5 天内分泌的乳汁，其特点是色黄、较稠，含有丰富的蛋白质、矿物质及抗体，其功能是有助于胎便排出
过渡乳	过渡乳是产后 5～10 天内分泌的乳汁。此期乳汁中蛋白质较初乳少，脂肪和乳糖较初乳多
成熟乳	成熟乳是分娩 10 天后分泌的乳汁，脂肪含量高，有利于新生儿的脑发育
晚期乳	晚期乳即产后 10～20 个月所分泌的乳汁，含有丰富的维生素 A 和免疫物质

二、母乳挤出后存放时间和保存温度

母乳喂养过程中如乳汁过多或由于某种原因母婴分离时，可用吸奶器吸出母乳存放至特备的"乳袋"中。挤出后的母乳在不同温度下存放时间可参考表 3-2。

表 3-2　挤出后的母乳在不同温度下存放时间参考

储存条件		存放时间
室温保存	≤25℃	4 小时
冷藏保存	15℃便携式冰盒内	24 小时
	冰箱 4℃冷藏室内经常开关冰箱门	24 小时
	冰箱 4℃冷藏室内靠近冰箱后壁最低温处	48 小时
冷冻保存	-18℃的独立冷冻室	3～6 个月

三、母乳保存和使用时的注意事项

1. 保存母乳时，要详细记录取奶时间。无论室温、冷藏还是冷冻保存，均需使用一次性储奶袋或储奶瓶，或使用经严格消毒的储奶瓶，不要用玻璃瓶，以防冻裂。

2. 冷冻保存的母乳使用前宜置冰箱冷藏室解冻，在冷藏室不要超过 24 小时。解冻的母乳不宜再次冷冻。

3.食用前将储奶袋或储奶瓶用温水加热至40℃左右即可喂哺,不能用微波炉加热或用开水烧煮母乳。

4.储存后的母乳会出现轻微的乳脂上浮,在给婴幼儿喂食前,轻轻摇匀即可。每餐未能吃完的乳液应丢弃。

四、婴幼儿最佳喂养方式

世界卫生组织(WHO)推荐的婴幼儿最佳喂养方式为:从出生到满6个月予纯母乳喂养;满6月龄后,继续母乳喂养至2岁或2岁以上。自婴儿6月龄开始,要及时、合理、适量且安全地添加辅食,以满足婴幼儿的营养需求。

第三节 配方奶喂养

当婴儿患有某些代谢性疾病,或乳母患有不宜哺乳的疾病、乳母乳汁分泌不足等,不能用纯母乳喂养婴幼儿时,首选奶源为配方奶。

一、普通配方奶粉

一般的配方奶粉,在我国《食品安全法》中称为婴儿配方食品。配方奶是以母乳组成成分和模式为"黄金标准",将牛奶成分分解后按婴幼儿不同年龄阶段的需求组合而成。

2017年食品药品监管总局发布的《婴幼儿配方奶粉产品配方注册标签规范技术指导原则(试行)》方案中,将配方奶粉分为3段:第1段婴儿配方奶粉适用于0~6月龄;第2段较大婴儿配方奶粉适用于6~12月龄;第3段幼儿配方奶粉适用于12~36月龄。

二、特殊医学用途配方奶粉（特殊食品）

特殊医学用途配方奶粉是指针对患有代谢紊乱、疾病或医疗状况等婴儿的营养需求而设计制成的粉状或液态配方食品。它虽不是药品，但必须在医生或临床营养师的指导下使用。目前主要的特殊配方奶粉有以下几种：

1. 低敏配方奶粉

低敏配方奶粉又称水解蛋白配方奶粉，可分为完全水解蛋白配方和部分水解蛋白配方。蛋白水解得越完全，致敏性越低。

（1）完全水解蛋白配方奶粉：适用于食物蛋白过敏的婴儿，如大部分轻到中度牛奶蛋白过敏者的饮食治疗。由于其对脂肪的溶解性差，可影响脂肪的吸收，不宜长期食用。

（2）部分水解蛋白配方奶粉：适用于父母双方或单方有过敏史的婴幼儿。它相比深度水解蛋白配方奶粉和氨基酸配方奶粉的口感稍好，易被婴幼儿接受。使用时可直接将原配方奶粉更换成水解蛋白奶粉，但停用水解蛋白奶粉时，须采用渐进式换奶方式。

2. 无敏配方奶粉

无敏配方奶粉又称氨基酸配方奶粉。它将牛奶蛋白完全水解为氨基酸，既无牛奶蛋白也无乳糖，与深度水解蛋白奶粉相比在预防蛋白质过敏方面效果更好。适合蛋白质过敏和乳糖不耐受的婴幼儿食用，也可用于对牛奶蛋白过敏的辅助诊断。

3. 无乳糖配方奶粉

无乳糖配方奶粉又称腹泻奶粉，适用于原发性和继发性乳糖不耐受的婴儿。婴儿饮用含有乳糖的配方奶引起腹泻，且长期不愈，医学上称为乳糖不耐受，其原因是乳糖酶缺乏或乳糖酶活性降低。无乳糖配方奶粉中的糖多以葡萄糖多聚体、蔗糖、麦芽糖精、玉米糖浆等来代替乳糖。

第四章 婴幼儿保健

学习目标：
1. 掌握婴幼儿各期生理、心理保健重点
2. 了解预防接种的程序和意义
3. 掌握预防接种的注意事项

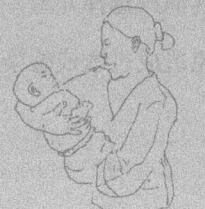

第一节 婴幼儿各年龄阶段保健要点

婴幼儿在新生儿期、婴儿期、幼儿期的保健重点各不相同。育婴员掌握婴幼儿各期的保健要点，对科学养育婴幼儿具有重要的意义。

一、新生儿期

（一）新生儿期生理特点

新生儿历经胎儿晚期、分娩过程、新生儿早期3个阶段，承受着极大的健康风险。且从宫内生活到独立生活，内外环境发生了巨大变化；生理调节和适应能力尚不成熟，是生命周期中最为脆弱的时期。

（二）新生儿保健重点

1.房间的布置

（1）房内物品安全。详见上篇第六章第五节"居家安全知识"的相关内容。

（2）室内环境无污染。选择通透性较好、朝南方向、阳光充足的房间；

新装修好的房间应开窗通风放置半年以上，经过环保检测符合健康标准后再入住；减少探陪人员，秋冬季节每天开窗通风2～3次，每次15～20分钟；家具油漆选择儿童专用的环保漆，不宜过分讲究装饰和摆设；不宜养花草，以免造成过敏或感染。

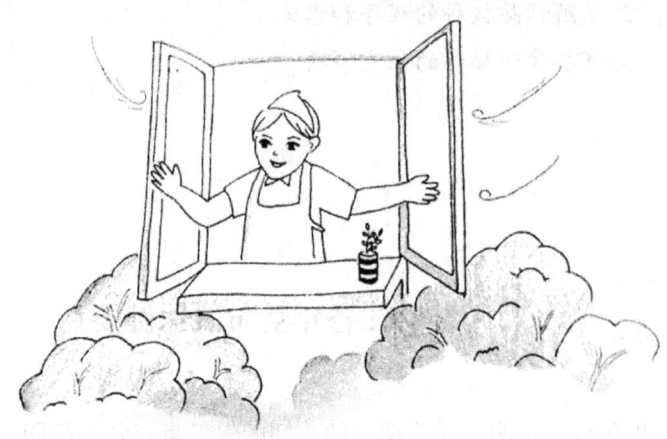

图4-1　每天开窗通风

（3）室内光线要柔和，色彩要温馨，尽量选择颜色鲜艳的暖色系。灯光要柔和，晚上可以选择开台灯或地灯。窗帘要有一定的遮光性，白天要适当把窗帘拉上，避免阳光直射婴幼儿眼睛。

2. 室内保持适宜的温湿度

（1）室温：一般情况下早产儿室的室温为26℃～28℃，足月儿为22℃～24℃。相对湿度为55%～65%。刚出生的新生儿对湿度要求相对较高。

（2）居室温湿度的监测。婴幼儿居室墙壁上可挂一个温湿度计，随时监测居室内温湿度，随时调整。育婴员用手抚摸新生儿的颈部，如果感觉温暖，不潮无汗，说明环境温度或穿着刚好合适；如果其背后或手心出汗，说明过热，可以适当降低环境温度或减少衣服；如果婴幼儿手脚、颈后发凉且无汗，则说明过冷，应当提高环境温度或添加衣服。

3. 衣服的选择

（1）选择保暖性、吸湿性、透气性较好，质地柔软、厚薄适中的纯棉衣服。

（2）衣服尤其内衣应选择大小合适、式样简单、穿着安全、穿脱方便的。

（3）婴幼儿的衣服应单独洗涤，最好采用无刺激性的儿童专用肥皂，尽量手洗，清洗干净后的衣服放到太阳底下暴晒，可达到消毒的效果。

4. 尿布的选择

（1）布尿布。可用旧棉布衫、棉布裤、旧床单等，剪成80厘米×80厘米或60厘米×60厘米（或根据婴幼儿的胖瘦决定）大小，洗干净后用开水烫一烫，阳光下暴晒6小时后备用。

（2）纸尿裤。纸尿裤使用时间长，吸水性强，刺激性小，增加了婴幼儿的舒适度，从而减少其不适、哭闹。

（3）防水纸尿裤。可供婴幼儿游泳或夜晚使用，以有效地防止尿液溢出。

5. 母乳喂养

正常新生儿的第一口食物应是母乳，母乳喂养的方法详见下篇第八章第一节、第二节"母乳喂养"的相关内容。

6. 保证充足的睡眠

新生儿每昼夜约有20小时处于睡眠状态，须营造良好的睡眠环境，以保证充足的睡眠。

7. 预防感染

（1）预防感染要领。加强脐部护理；保持居室空气清新，避免过多探视，感冒时不接触新生儿，必要时戴口罩；新生儿所用物品必须清洁，奶具须消毒灭菌；接触新生儿如换尿布、喂奶等前必须清洁双手。

（2）出生后接种乙肝疫苗和卡介苗。

8. 皮肤护理

（1）选择安全性高的洗护用品。选择对新生儿的皮肤无任何刺激性、不易过敏、专为婴儿设计的无泪配方洗护用品。

（2）避免损伤。育婴员指甲要修剪光滑，动作应轻柔，以免接触新生儿皮肤时发生意外损伤。新生儿的衣着、被褥、尿布等应柔软舒适，为新生儿清洗时，不要用毛巾直接用力揉搓皮肤，洗后用干毛巾印干皮肤，以免摩擦引起皮肤破损。

（3）保持皮肤清洁干燥。注意新生儿皮肤皱褶处，如耳后、颈下、腋下、大腿根、手心、指（趾）缝间等处的清洁与干燥。

（4）保持会阴部清洁。每天早晚清洗会阴部，及时更换尿布，大便后随时洗净臀部，保持局部的清洁和干燥，防止大小便长时间接触皮肤而引起尿布疹。

（5）观察皮肤情况。日常护理中及时发现皮疹、损伤等异常情况。

（三）早期教育

新生儿所需不仅是充足的乳汁、温暖的摇篮，而且喜欢与母亲的肌肤接触。在其睡醒吃饱后和照护过程中，视、听、触觉刺激有助于新生儿的智力发展。

二、婴儿期

（一）婴儿期生理特点

婴儿期是人一生中生长发育最为迅速的时期。此时期婴儿对营养素的需要量相对较大，但其消化吸收功能尚未发育成熟，易发生消化功能紊乱；

半岁后因从母体所获得的被动免疫力逐渐消失,易患感冒、腹泻、佝偻病和缺铁性贫血等。

(二)婴儿期保健重点

1. 提倡母乳喂养,按时添加辅食,预防佝偻病、肺炎、缺铁性贫血及婴儿腹泻为此期的保健重点。

2. 预防接种,完成基础免疫程序,重视卫生习惯的培养和消毒隔离。

3. 定期健康检查。根据婴儿生长发育的规律,出生后6个月内应每1个月健康体检1次;7~12个月每2个月健康体检1次。婴儿第1颗牙齿萌出时去医院做第1次口腔检查,最迟不超过婴儿满12个月。以便早期发现婴儿偏离正常发育的指标,尽早干预。

4. 细心观察,及时发现婴儿有无生长发育异常征象。

(三)幼儿期

1. 幼儿期生理特点

幼儿期生长速度较婴儿期稍减慢,但活动范围增大,接触周围事物增多,故神经、心理发育较快,语言、思维和人际交往能力逐步增强,但对各种危险的识别能力不足,容易发生意外伤害。幼儿自身免疫力尚不够健全,传染病的预防非常重要。

2. 幼儿期保健

(1)定期健康检查

定期健康检查:1~2岁每半年体检1次,2~3岁每年体检1次。

(2)预防疾病

①预防营养性疾病:营养均衡,饮食结构合理,培养良好的饮食习惯(如不偏食、饮食有节、定时定量等),预防营养不良、佝偻病、缺铁性贫血、单纯性肥胖等营养性疾病。

②预防龋齿：保持牙齿清洁。吃奶的幼儿，可在喂奶后喂点白开水；2岁左右的幼儿，饭后可用清水漱口，含漱的时间应稍长，要用力鼓腮，用水把黏在牙齿表面和间隙的食物残渣冲洗掉；3岁左右的幼儿，学会早晚刷牙。发现龋齿时应尽早在医生指导下治疗。

③预防传染性疾病：按免疫程序按时预防接种，提高机体抵抗力。

（3）预防意外伤害

幼儿期常见的意外伤害有车祸、溺水、烧伤、烫伤、跌落伤、触电、煤气中毒、误服药物和食物中毒等，应加强防范。

（4）抓住敏感期进行早期教育

详见上篇第六章第二节"婴幼儿早期教育"。

第二节 婴幼儿心理保健

婴幼儿时期的大脑发育是其心理发展的生理基础。婴幼儿大脑生长发育需要充足的营养、新鲜的空气、优良的环境和丰富的信息刺激。

一、婴幼儿心理健康的标准

婴幼儿心理健康是指其心理发展达到相应年龄的正常水平，如情绪积极、反应适度、性格开朗、无心理障碍、对环境有较快的适应能力等。其心理健康的标志如下：

1. 动作发展正常

动作发展与脑的形态及功能的发育密切相关，幼儿躯体大动作和手指精细动作的发展水平处于正常范围内，是心理健康的基本条件。

2. 智力发展正常

心理健康的婴幼儿应具备正常的注意力、记忆力、观察力、想象力和思维力。智力正常的婴幼儿在认知方面表现出想象力丰富,好奇心强,求知欲旺盛,动作协调能力较强。

3. 情绪积极向上

积极的情绪状态反映了中枢神经系统功能的协调性,亦表明个体身心处于良好的平衡状态。幼儿的情绪具有很大的冲动性和易变性,但随着年龄的增长,情绪的自我调节有所增强,稳定性逐渐提高,并开始学习合理疏泄消极的情绪。

4. 乐于与人交往,人际关系融洽

心理健康的婴幼儿乐于与人交往,善于理解别人、接受别人,也容易被别人理解和接受,善于与别人合作,能够分享与谦让,尊重别人的意见,能与人友好相处。

5. 性格特征良好

心理健康的婴幼儿,一般具有热情、勇敢、自信、主动、谦虚、合作和诚实等性格特征。对自己、别人和现实环境的态度和行为方式较为符合社会规范,喜欢和同龄婴幼儿交往,不孤僻,较少有敌对行为等。

6. 心理卫生问题较少

幼儿不健康的心理往往以各种行为方式表现出来,如吸吮手指、遗尿、口吃、多动等。心理健康的幼儿心理卫生问题较少。

二、影响婴幼儿心理健康的因素

(一)遗传因素

人类许多心理行为受遗传的影响,如性格内向或外向、行为退缩或攻击、情绪焦虑或抑郁等。许多遗传病都存在智力缺陷,如染色体病所导致的先天愚型等。

（二）胎内环境

不良胎内环境（如病毒感染、放射线、不良情绪、孕妇营养不良等），成为婴幼儿心理发育过程中的障碍。

（三）后天的脑损伤或疾病

后天的脑损伤或疾病是影响婴幼儿心理健康和造成他们心理发生障碍或患病的一个重要原因，如分娩中的脑损伤、脑外伤和脑疾病等。

（四）生理发育迟缓

生理发育迟缓是指与同龄婴幼儿相比发育水平过低，这会对婴幼儿心理健康产生不利的影响，可造成孤独、退缩、自卑的性格。

（五）心理因素

1. 气质与性格

美国学者托马斯把儿童的气质分为易养型、难养型和兴奋缓慢型。不同的气质会呈现不同的心理行为，如性格内向、胆小、攻击性行为、爱发脾气等。

2. 需要与动机

婴幼儿的某些合理需要得不到满足，如安全感、被爱、被尊重等，就会产生不良的情绪，导致问题行为和心理障碍的发生。

3. 情绪

消极情绪容易导致婴幼儿心理异常和障碍。焦虑和恐惧两种消极情绪对婴幼儿心理健康的影响比较明显，常使婴幼儿产生一些问题行为。

4. 自我意识

正确地认识自我是幼儿适应环境的基本条件之一，对幼儿个性的发展和行为的适应性具有重要的影响作用。如儿童到了一定的年龄自我评价仍过高或过低，将会阻碍其个性的健全发展。

（六）社会因素

1.家庭

（1）健全完整的家庭结构对婴幼儿的心理健康发展有着良好的作用，不健全的家庭结构对婴幼儿的心理有着消极的影响，如父母离异常会导致婴幼儿出现孤僻、自卑、胆怯、冷漠等心理，甚至导致变态及问题行为（如撒谎、多动、讲脏话、自虐等）。

（2）良好的家庭氛围可使婴幼儿形成活泼、开朗、大方、好学、诚实、谦虚、合群等健康心理素质。不良的家庭氛围往往给婴幼儿造成心理压力，使婴幼儿没有安全感，表现出惊慌、焦虑、胆怯、自私、嫉妒、孤独、懒惰、任性、不讲礼貌等。

（3）父母的文化素质和心理素质潜移默化地影响着婴幼儿的心理成熟和生长发育。很多研究结果表明父母的文化素质与子女的心理健康有较高的相关度。

（4）家长的教育态度和方式对婴幼儿健康心理的形成也起着重要作用。如果家长能采取合理的态度和正确的教育方法，婴幼儿就很容易显示出独立、积极、友好、稳定的情绪；反之，易使婴幼儿形成不良的性格特点，导致心理疾病的发生。

2.学前教育机构

托儿所、幼儿园是婴幼儿最早加入的集体教育机构。其物质环境与精神环境对婴幼儿的情绪和行为都会产生深远的影响。和谐的师幼关系、同伴关系，清新的空气，整洁与幽雅的环境，适度和谐的色彩与照明，可让婴幼儿感到恬静、安逸；合理、完善的生活制度、膳食制度，适当的防病措施与制度等，也与婴幼儿心理健康有密切的关系。

3. 社会生活环境

社会经济状况的剧变、社会关系的变故、社会文化的变迁、社会生活中的突发事件等，可能导致婴幼儿产生紧张心理，成为他们社会适应不良的诱因。

三、不同年龄阶段婴幼儿心理保健要点

1.0～1岁

（1）从出生到3月龄的婴儿，以睡眠为主。眼睛能够随着呈现在面前的物体移动，追随声音转头；能够抓握接触到的东西；能注视人的面孔并且微笑。这时把周围的环境布置得丰富多彩，让婴儿经常接受各种视觉和听觉刺激并受到亲人的爱抚和照顾，能促进婴儿神经系统的成熟以及心理的发展。

（2）3～6月龄的婴儿，视、听能力比前一时期有进步，能有目的地伸手抓面前的东西和较长时间地玩胸前的玩具，并喜欢把东西放进嘴里。这时婴儿用眼、耳、手、口等感觉器官认识事物。此时，要多逗引婴儿玩，经常抱婴儿到室外散步，多与其"说话"。

（3）6～9月龄的婴儿，应多帮助其练习站、坐、转等动作；给其一些中等大小的软球、彩色积木、布制小动物和小摇铃等玩具，与其一起玩，用正确的语言告之玩具的名称。

（4）9～12月龄的婴儿，由于婴儿自身能力的发展，对探索周围的世界表现出极大的兴趣，对什么都想看看、摸摸或把东西放入口里尝尝，这一阶段可以用双手扶着婴儿教他学走路，经常与婴儿在一起做各种游戏。教婴儿说简单的话，以及尽量满足婴儿急于探求世界的兴趣。婴儿出生后第一年是他一生的开始阶段，只有当他在生活上得到悉心照料，在精神上

得到关注与爱抚，才会建立起对这个世界的信任感和安全感，为其个性的健康发展打下良好的基础。

2. 1～3 岁

（1）1岁左右的幼儿，可以自如爬行，可以站立片刻，手眼活动逐渐协调；可以听懂自己的名字和一些简单的词汇，会叫爸爸妈妈，可以分辨声源；有了明显的回忆能力，可以模仿大人的动作；能随着节奏鲜明的音乐自发地手舞足蹈；会初步分辨颜色，喜爱色彩鲜艳的玩具；和小朋友有了以物品为中心的简单交往；有了最初的自我意识，可以把自己和物品区分开；有了最初的独立性，会拒绝大人的帮助，愿意自己动手。这个阶段应为幼儿提供一个安全的环境，让其自由探索，并鼓励幼儿自己动手，培养其独立意识。

（2）2岁的幼儿，面临许多需要学习、掌握的东西；他们开始自己思考问题，会不断地提问，对某些非常简单的事物，难弄懂，总是会搞错，育婴员要有耐心。这个阶段可让幼儿更多地参与日常活动，在活动中，既能促进与幼儿之间的亲密关系，还能寓教于乐，让他们学会认识事物，培养他们独立的能力以及良好的生活习惯。

（3）2～3岁幼儿在模仿成人动作的基础上，出现了最初的、主要的实践活动形式，即游戏。如用"食物"喂玩具狗，把棍子当枪等。育婴员要以游戏者的身份参与幼儿游戏，尊重幼儿的游戏权。在游戏的过程中，有意识地创造情境培养幼儿的语言能力、交往能力和动手能力。

四、早期识别婴幼儿心理行为发育问题预警征象

婴幼儿心理行为发育问题预警征象详见表4-1。育婴员一旦发现婴幼儿心理行为发育问题，应督导家长尽早带婴幼儿去儿童医院就诊。

表 4-1 婴幼儿心理行为发育问题预警征象

年龄	预警征象		年龄	预警征象	
3月龄	1. 对很大声音没有反应 2. 不注视人脸，不追视移动的人或物品 3. 逗引时不发声或不会笑 4. 俯卧时不会抬头	☐ ☐ ☐ ☐	6月龄	1. 紧握拳不松开 2. 不会伸手及抓物 3. 不能扶坐 4. 发音少，不会笑出声	☐ ☐ ☐ ☐
8月龄	1. 听到声音无应答 2. 不会区分生人和熟人 3. 不会双手传递玩具 4. 不会独坐	☐ ☐ ☐ ☐	12月龄	1. 不会挥手表示"再见"或拍手表示"欢迎" 2. 呼唤名字无反应 3. 不会用拇指对捏小物品 4. 不会扶物站立	☐ ☐ ☐ ☐
18月龄	1. 不会有意识地叫"爸爸"或"妈妈" 2. 不会按要求指人或物 3. 不会独走 4. 与人无目光对视	☐ ☐ ☐ ☐	2岁	1. 无有意义的语言 2. 不会扶栏上楼梯/台阶 3. 不会跑 4. 不会用匙吃饭	☐ ☐ ☐ ☐
2岁半	1. 兴趣单一、刻板 2. 不会说2～3个字的短语 3. 不会示意大小便 4. 走路经常跌倒	☐ ☐ ☐ ☐	3岁	1. 不会双脚跳 2. 不会模仿画圆 3. 不能与其他儿童交流、游戏 4. 不会说自己的名字	☐ ☐ ☐ ☐

第三节 婴幼儿预防接种

预防接种是指把人工培养出的疫苗通过注射或者口服的方式进入身体，以刺激机体产生抵抗某种疾病的抗体，从而减少机体感染某些疾病的机会，或者即使染上疾患，病情也会相对较轻。疫苗是迄今为止人类对抗传染性疾病最强有力的武器。

一、预防性疫苗的分类

按照《疫苗流通和预防接种管理条例》（2016年版），预防性疫苗分为一类疫苗和二类疫苗。

1. 一类疫苗

一类疫苗是指政府免费向公民提供，公民应当依照政府规定完成接种的疫苗，包括国家规划确定的疫苗，省、自治区、直辖市人民政府在执行国家免疫规划时增加的疫苗，以及县级以上人民政府或者其卫生主管部门组织的应急接种或者群体性预防接种所使用的疫苗，这类疫苗必须接种。

2. 二类疫苗

二类疫苗是指由公民自费并且自愿接种的其他疫苗。它是对第一类疫苗的补充，在经济条件允许的情况下，建议为婴幼儿接种。

二、一类、二类疫苗免疫程序

由于我国幅员辽阔，各省儿童常规接种的疫苗品种可能略有不同，家长和育婴员应密切关注辖区内社区卫生服务中心当年一类、二类疫苗接种的公示与告示，结合婴幼儿实际情况做好预防接种。详见表4-2和表4-3。

表4-2 一类疫苗免疫程序、常见接种反应与注意事项

疫苗	预防疾病	免疫程序	常见接种反应及注意事项
乙肝疫苗	乙型肝炎	出生后24小时内接种第1剂，1、6月龄分别接种第2、3剂	少数可出现局部疼痛红肿、中低度发热，可自行缓解，必要时可对症处理
卡介苗	结核病	12月龄内尽早接种1剂	接种后2周局部出现红肿浸润，8～12周后形成小溃疡，随后结痂，为正常反应，如局部淋巴结肿大形成脓疱应及时诊治
脊灰疫苗	脊髓灰质炎	2月龄接种1剂IPV，3月龄、4月龄、4岁各接种1剂次OPY	服苗前、后半小时内不要喂热水或母乳，出现轻度发热、恶心、腹泻等无须特殊处理，必要时可对症治疗
百白破疫苗	百日咳、白喉、破伤风	3、4、5月龄各接种1剂，18～24月龄加强1剂	局部可有红肿、疼痛、发痒、硬结；有低热、疲倦、头痛等无须特殊处理，如有严重反应及时诊治
白破疫苗	白喉、破伤风	6周岁1剂	同上

疫苗	预防疾病	免疫程序	常见接种反应及注意事项
麻风疫苗	麻疹、风疹	8月龄1剂	一般无反应，少数可出现一过性发热或皮疹，一般2天内自行缓解，必要时可对症处理
麻腮风疫苗	麻疹、流行性腮腺炎、风疹	18～24月龄1剂	同上
乙脑减毒活疫苗	流行性乙型脑炎	8月龄、2周岁各1剂	可出现一过性发热，一般2天内自行缓解，必要时可对症处理
A群流脑疫苗	A群流行性脑脊髓膜炎	6～18月龄共2剂（间隔3个月）	可有短暂发热、局部压痛，可自行缓解，如有严重反应及时诊治
A+C流脑疫苗	A群、C群流行性脑脊髓膜炎	3周岁、6周岁共2剂	同上
甲肝减毒活疫苗	甲型肝炎	18～24月龄1剂	少数可出现局部疼痛红肿，72小时内可自行缓解，无须特殊处理，必要时可对症治疗

表4-3 二类疫苗免疫程序

疫苗名称	预防疾病	免疫程序
B型流感嗜血杆菌疫苗	B型流感嗜血杆菌引起的疾病	2～6月龄接种3剂，6～12月龄接种2剂，间隔1个月，第二年或18月龄时加强1剂；1～5岁未接种过的儿童接种1剂
轮状病毒疫苗	轮状病毒所致的婴幼儿腹泻	2月龄～3周岁婴幼儿，每年一次
麻疹—腮腺炎—风疹联合疫苗	麻疹、流行性腮腺炎、风疹	12月龄以上的儿童及成人
乙型病毒性脑炎灭活疫苗	乙型病毒性脑炎	8月龄以上儿童、非疫区进入疫区的儿童和成人（具体参照疫苗说明书）
甲型肝炎灭活疫苗	甲型病毒性肝炎	18月龄以上人群接种2剂次，间隔6个月以上（成人型和儿童型的选择请依据疫苗说明书）
A+C群脑膜炎球菌结合疫苗	A群、C群脑膜炎球菌引起的流行性脑脊髓膜炎	适用于6月龄（部分厂家疫苗从3月龄开始接种）以上儿童、成人，接种剂次参照疫苗说明书
A+C+Y+W135群脑膜炎多糖疫苗	A群、C群、Y群、W135群脑膜炎球菌引起的流行性脑脊髓膜炎	2岁以上儿童及成人
13价肺炎球菌疫苗	肺炎球菌肺炎	2～6月龄接种3剂，每剂至少间隔1个月，1岁后加强1剂

（续表）

疫苗名称	预防疾病	免疫程序
23价肺炎球菌多糖疫苗	23种肺炎球菌血清型引起的系统性肺炎球菌感染	2岁以上高危人群
水痘疫苗	水痘	1～12岁儿童1岁时接种1剂，4岁时接种第2剂（两剂次间隔至少3个月）；13岁以上人群接种2剂，接种间隔4～10周
流感疫苗	流行性感冒	6～35月龄儿童：接种2剂儿童型，间隔4周，以后每年接种1剂；3岁以上人群：接种成人型，每年接种1剂
吸附无细胞百白破灭活脊髓灰质炎和b型流感嗜血杆菌（结合）联合疫苗	百日咳、白喉、破伤风、脊髓灰质炎和b型流感嗜血杆菌引起的侵入性感染	2月龄以上儿童在2、3、4月龄3剂次基础免疫；在18～24月龄进行1次加强免疫；1、2、3剂之间每剂间隔为30天，在12月龄内完成3剂次基础免疫
b型流感嗜血杆菌（结合）和吸附无细胞百白破联合疫苗	百日咳、白喉、破伤风和b型流感嗜血杆菌引起的侵入性感染	3、4、5月龄基础免疫3剂次（每剂间隔1个月），18～24月龄加强免疫1剂次
A+C群脑膜炎球菌-b型流感嗜血杆菌联合疫苗	A群和C群脑膜炎球菌引起的脑脊髓膜炎、b型流感嗜血杆菌引起的侵入性感染	2月～71月龄婴幼儿及儿童接种程序为2～5月龄儿童接种3剂，6～11月龄接种2剂，12月～71月龄接种1剂，以上每剂间隔1个月
甲型肝炎—乙型肝炎联合疫苗	甲型病毒性肝炎和乙型病毒性肝炎	首剂于选定日期接种，其后1个月接种第2剂，首剂6个月接种第3剂（1～15岁接种儿童型，16岁以上接种成人型）
流行性腮腺炎减毒活疫苗	流行性腮腺炎	8月龄以上的易感人群，全年均可接种
狂犬病疫苗	狂犬病	一般咬伤者按0、3、7、14、28天各接种1剂，对超过48小时、先天性获得性免疫缺陷病人、老年人、暴露前注射过免疫球蛋白或血清者首剂加倍
肠道病毒EV71型活疫苗（手足口疫苗）	手足口病	满6个月即可接种。6月龄～5岁的易感儿童接种2剂次，间隔1个月

三、预防接种的注意事项

1. 预防接种必须在专业医疗机构进行，并在专业医生的指导下处理异常反应。

2. 空腹状态下不宜预防接种。接种前30分钟至1个小时，适当进食，但避免过饱。

3. 生病时不能预防接种。接种前须如实将婴幼儿健康状况告知医生，配合医生进行体格检查，由医生决定能否预防接种。

4. 接种后需观察15～30分钟方可离开医院，将婴幼儿出现的反应告知预防接种医生并做好相关记录。如果婴幼儿发生速发性反应，医生可及时救治。

5. 体温高达38.5℃以上，或持续发热数日，特别是3月龄以下或有高热惊厥史的婴幼儿要立即就诊。

6. 预防接种后宜多饮温开水，注意保暖，适当休息，2～3天内避免剧烈活动。

7. 保持接种局部皮肤清洁、干燥，3天内避免沾水，不要用碘酊消毒处理，因活疫苗、菌苗易被碘酊杀死，影响接种效果。

8. 妥善保存婴幼儿的预防接种登记本，以备其接种、入学、入托时查验。

第五章 婴幼儿健康照护

学习目标：
1. 了解婴幼儿生病时的异常表现
2. 熟悉婴幼儿就诊方法
3. 掌握婴幼儿生病时的护理

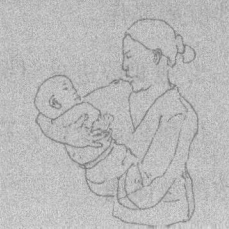

第一节 婴幼儿生病时的异常表现

婴幼儿不能用语言准确表达病痛，需要照护者细心观察，及早发现异常情况，以及时诊疗。育婴员要重点观察以下婴幼儿生病时常见的异常情况：

一、哭闹

病理性哭闹以腹痛、耳痛、头痛、口腔痛较常见，婴儿在哭闹前往往有烦躁不安的表现，啼哭常较剧烈、持续。在排除生理性哭闹后，对不明原因的哭闹均应及时就诊。以哭吵为突出表现的常见疾病包括：

1. 肠道疾病。各种肠道急性感染或消化不良，可因肠痉挛致阵发性腹痛，伴脱水则哭声无力或嘶哑。如出现突然剧烈哭闹、尖叫、面色苍白、出冷汗、下肢屈曲或腹部翻挺，多于数分钟内平静，短时间后再次发作。

2. 神经系统疾病。如颅内出血、颅内感染等，除出现突发的高声尖叫、哭吵外，常伴有喷射性呕吐。

3. 哺乳时哭吵。哺乳时婴儿耳部贴近母亲则啼哭，或哭时伴随摇头动作，应考虑中耳炎或外耳道疖肿。

4. 夜间哭闹、多汗，应检查有无佝偻病；蛲虫所致哭吵多在夜间，同时伴肛周痛痒。

5. 喂奶或进食时哭吵，应考虑鼻塞、咽炎、口腔溃疡等。

6. 卧位时安静，在抱起时或触动肢体时哭吵，应考虑如骨折、脱臼等所致的肢体痛。

7. 湿疹、荨麻疹、痱子等致皮肤瘙痒难忍时，可致婴幼儿烦躁哭闹。

二、视听能力异常

如果婴幼儿口齿不如同龄儿那样清晰，应观察是否舌系带过短影响了发音。婴幼儿对突然出现的较大声响反应淡漠，应考虑是否听力异常。婴幼儿看东西时经常歪头或靠得很近，应考虑是否有斜视或视力异常、斜颈等问题。

三、精神状态、表情、面色异常

婴幼儿患病时常有精神差、烦躁、表情淡漠、目光呆滞、不愿玩耍等表现。如果出现面色苍白、泛黄，皮肤黄染，口唇、睑结膜等处明显苍白、青紫，应立即就诊。

四、发热

正常婴幼儿的腋下温度为36℃～37.4℃，当体温超过正常体温的上限时称为发热，发热程度可分为：

1. 低热，腋下体温37.5℃～38℃。

2. 中度热，腋下体温38.1℃～39℃。

3. 高热，腋下体温39.1℃～41℃。

4. 超高热，腋下体温超过 41 ℃。

五、大便异常

婴幼儿大便异常时，应了解其大便的次数、性状、颜色及气味。

1. 蛋花汤稀水样大便

大便较稀，呈蛋花汤样或水样，排便次数增多，一天十余次甚至几十次。多见于消化不良、频繁更换配方乳种类导致肠道功能紊乱、肠炎、轮状病毒感染等。

2. 油性大便

粪便呈淡黄色，液状，量多，像油一样发亮，在尿布上或便盆中如油珠一样可以滑动。提示食物中脂肪过多，多见于人工喂养的婴幼儿。

3. 灰白色大便

见于先天性胆道梗阻或闭锁，这类婴幼儿从出生起大便颜色便呈灰白色或陶土色，小便呈深黄色，皮肤颜色暗黄。

4. 血便

（1）鲜红色血便。粪便表面有鲜血，血与粪便分开，排便时哭闹，提示血液来自直肠或肛门，须检查肛门有没有破损。

（2）暗红色或咖啡色血便同时伴有腹泻等，应警惕由于肠道感染、牛奶过敏等导致的胃肠道损伤。

（3）暗红色果酱样大便。大便为血与黏液混合，伴有突发性阵发性腹痛、频繁呕吐、面色苍白，出冷汗，下肢屈曲或腹部翻挺，可能为肠套叠。

（4）脓血便。大便次数显著增多，开始为稀便，继而出现脓血便，但没有恶臭味，有"里急后重"感（想拉又拉不出），伴有发热，体温可达 39 ℃左右，提示为细菌性痢疾。

（5）柏油样大便。大便呈柏油样，又黑又亮，常是食管、胃、十二指肠溃疡出血导致。婴幼儿服用铁剂或含铁的食物（如动物肝脏）时也可引起假性黑便。

5. 便秘

便秘主要是指排便次数减少、粪便量减少、粪便干结、排便费力等。常见于食量小、食物太精细、活动少的婴幼儿或见于患有消化不良、先天性巨结肠等疾病的婴幼儿。

六、小便异常

正常情况下，婴儿每日尿量为 400～500 mL，幼儿每日尿量为 500～600 mL，尿液呈淡黄色，澄清透明。婴幼儿尿量及次数个体差异较大，也与饮水、活动量、气温有关。

1. 尿量及排尿次数异常

婴幼儿若晨起眼睑浮肿、尿液色红、尿量明显减少，常是急性肾炎的征兆。若排尿次数明显增加，有尿痛、尿急，常是尿路感染的表现。

2. 尿液颜色异常

如尿液呈浅红色，如洗肉水样，可见于急性肾炎；尿液内含有脓液而呈乳白色，可见于尿路感染；尿液颜色加深，呈橘黄色或浓茶色，可见于肝胆疾病。

七、咳嗽

咳嗽是一种防御性反射，常因气管、支气管黏膜或胸膜受炎症、异物的物理或化学刺激等引起。常见于上呼吸道感染、肺炎、支气管哮喘等。

八、多汗

正常婴幼儿多汗见于运动、高温环境、情绪激动等,这种出汗多为对称性,以头颈部、手掌等处明显。因疾病因素导致的多汗,与室温、季节等无关,常见于佝偻病、低血糖等。

九、呕吐

如果婴幼儿出现反复、频繁的呕吐,是疾病的表现,应及时就诊。

十、睡眠异常

正常的婴幼儿一般能很快入睡,睡得安稳,无鼾声,身上可有微汗,睡醒后精神饱满。若出现入睡困难、嗜睡、睡眠不安均属异常现象。

第二节　婴幼儿就诊须知

为了让婴幼儿得到及时的诊治,必须了解婴幼儿家附近医疗机构的门急诊情况,有哪些专科特色,熟悉网上预约挂号的方法,同时,了解去医院最便捷的交通路线及到医院所需的时间。

一、预约挂号

非紧急情况,应在网上预约挂号,可关注就诊医院的微信公众号,如果不知道去哪一科就诊,大多数医院有专门的咨询电话,可以先电话咨询,再理性安排好就诊时间。若需看急诊,不需要预约。

二、就诊前的准备

带上医保卡,若是再次就诊,记得带上诊疗卡、病历本和以前做过的检查结果，方便医生查看以往的病史记录，协助诊断。如果在家中有呕吐物、异常的大便、小便等，带上这些标本让医生看，并留作化验检查用。在家里吃过的药品也要带上，以便医生了解用药情况。给婴幼儿带上日常生活用品，如婴幼儿在用的奶粉、奶瓶、尿片、包被、衣服，必要时携带一些玩具，以备候诊或婴幼儿哭闹时安抚用。按预约的就诊时段提前15～30分钟至就诊科室候诊。

三、与医生沟通

向医生如实陈述婴幼儿就诊的原因、主要症状、发病时间、既往病史、过敏史等。认真倾听医嘱要求，如检查项目、地点等。随访时应问清复诊时间、地点。取药时必须核对药名、姓名、用药剂量、服用方法。如有疑问应及时与药师或医生沟通。

第三节 婴幼儿健康照护

婴幼儿免疫系统发育尚不完善，很容易受到病毒或细菌的侵袭而引起多种疾病的发生。那么当婴幼儿生病时，应该如何照顾呢？

一、家庭照护

1. 观察病情

仔细观察婴幼儿的精神状态、面色、食欲、大小便、体温等情况，并做好记录，如有异常应及时就诊。

2. 休息

应保证婴幼儿有更多的休息时间和睡眠时间，减少活动，以促进疾病的康复。

3. 遵医嘱喝水

（1）发热婴幼儿多喂水：发热时需要补充足够的水分，如果婴幼儿服用了退热药没有及时补充水分，会使体内缺水而无法出汗，导致体温难以下降或出汗虚脱。多喝水能利尿降温，通过利尿加速体内代谢废物及毒素的排出。

（2）咳嗽的婴幼儿少量多次喂温开水：患了肺炎的婴幼儿常常会出现咳嗽、喘息、呼吸频率加快、张口呼吸等，其经口、鼻腔丢失的水分大大增加，嘴唇会干燥皲裂，痰液黏稠，不易咳出，应少量多次喂温开水，可稀释痰液，并辅以拍背排痰，以保持呼吸道通畅，促进疾病康复。

（3）呕吐婴幼儿宜慢饮温热水：受凉、饮食不当等导致胃肠功能紊乱或消化道感染性疾病时，要给婴幼儿少量多次喂温热水，以慢饮为宜。

（4）腹泻婴幼儿多喂水直到排尿：婴幼儿腹泻较严重时常导致脱水，可喂婴幼儿加少量盐的米汤水（忌加糖），或口服补液盐（ORS）溶液。

ORS 是世界卫生组织提倡的葡萄糖－电解质口服粉剂，每包为 5.125 g，需一次性兑水 250 mL，分次口服。既可预防腹泻致婴幼儿脱水，又可缓解婴幼儿轻、中度脱水，经济又方便，效果很好，但新生儿禁用。

4. 保暖

室内保持适宜的温湿度。体重小于 2000 g 的婴幼儿在寒冷季节不宜洗澡，可适当擦澡。因此，应根据环境要求给婴幼儿适当增减衣服。

5. 喂养

首选母乳喂养，因特殊原因不能母乳喂养，则选择合适的配方奶粉，严格按奶粉说明书配制。如婴幼儿吃奶好，酌情增加奶量。但生病期间应停止增加奶量和添加新的辅食，清淡、少食多餐较适合生病婴幼儿的胃口及需要。疾病好转后，可恢复正常饮食，并可逐渐增加食量，但切勿暴饮暴食。

6. 预防感染

婴幼儿的房间应通风，保持空气新鲜。经常带婴幼儿去户外沐浴阳光和呼吸新鲜的空气，尽量不带婴幼儿去人多的公共场所。

7. 遵医嘱用药

婴幼儿必须严格遵医嘱用药，不可擅自用药，不可随意减量、增量或停药。

二、住院时的照护

1. 同家庭照护。

2. 配合医生、护士完成各项检查和治疗。

3. 输液时的护理

（1）避免空腹输液。空腹时输液更易引起胃肠道反应、低血糖等。

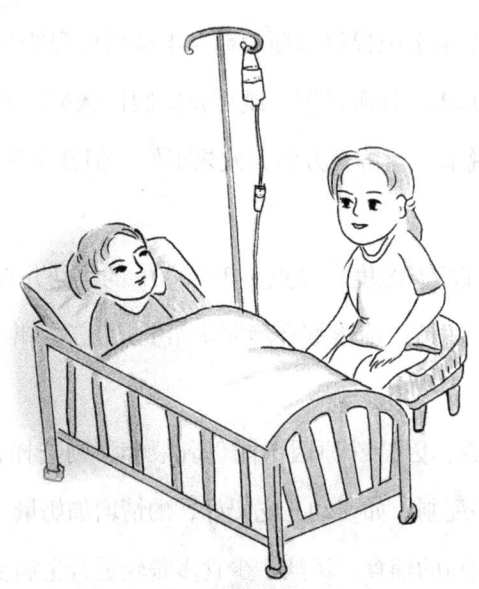

图 5-1　婴幼儿输液时的照护

（2）切忌擅自调节输液器上的调节器。婴幼儿的输液速度是需要严格控制的，不经护士同意切忌擅自摆弄调节器开关，以免引起不良后果。

（3）观察输液部位是否出现输液渗漏、针头脱出的情况，输液时要固定好婴幼儿四肢，如发现异常应及时通知护士。

（4）观察输液反应。若婴幼儿输液过程中出现畏冷、寒战，可能是输液反应。如出现皮疹瘙痒或面色苍白、大汗淋漓、呕吐甚至昏迷等情况，则可能是药物过敏反应，应及时关闭调节器停止输液，并马上通知医护人员。

（5）不要随意离开输液区域。因为输液区域有医护人员巡视和观察婴幼儿的反应。离开输液区域后，若出现药物反应，得不到及时处理，后果将不堪设想。

● 第六章 婴幼儿的教养

学习目标：
1. 熟悉婴幼儿的教养环境
2. 掌握婴幼儿早期教育的原则与方法
3. 掌握婴幼儿日常生活中的教育

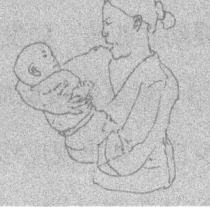

第一节 婴幼儿教养环境

婴幼儿教养环境包括家庭教养环境和社会教养环境。

一、家庭教养环境

1. 婴幼儿的房间布置，温湿度的要求详见上篇第四章第一节"婴幼儿各年龄阶段保健要点"的相关内容。

2. 为婴幼儿提供数量充足的、安全的、能满足多种感知需要的玩具与材料，关注每个婴幼儿对玩具与材料的不同需求。充分利用生活中的真实物品，让他们在与玩具的互动中动手、动脑、开心、开窍。

3. 利用丰富的语言环境，在日常生活中随时随地用简明清晰、生动形象的语言与婴幼儿进行交流；尊重和满足婴幼儿爱抚、亲近、搂抱等情感需求，给予悉心关爱、精心养护。

4. 保护婴幼儿的眼睛，注意室内光线，经常移动玩具摆放的位置，防止其斜视等。观察婴幼儿凝视物体时的眼神，关注婴幼儿对声音的反应，发现异常及时就诊。注重婴幼儿的口腔卫生，按不同月龄用纱布或专用牙刷，为其按摩牙床或清洁口腔。

5. 以蹲、跪、坐为主的平视方式，运用目光、身体接触、语言手势等方法，与婴幼儿面对面、一对一地进行个别交流。关注婴幼儿的自言自语，在自愿、自发的前提下，引导其多看、多听、多说、多动。

6. 活动的安排要相对固定，活动内容尽可能整合，同一内容应多次重复，单项内容的活动时间不宜过长。活动方式要灵活多样，以个别或小组为主，适度考虑室内室外活动的交替，尽可能在环境条件适宜的地方组织活动。

7. 观察婴幼儿的活动过程，及时捕捉和记录其行为的瞬间，用个案记录和分析的方法，因人而异地为其发展制定个性化的教养方案及成长档案。

8. 指导家长开展亲子游戏、亲子阅读等活动，为婴幼儿的发展提供丰富多元的教育资源。为不同月龄婴幼儿的父母提供早期教养指导服务。

9. 家庭成员要相互沟通，互通信息，保持教养要求、教养方法的协调性与一致性。

10. 育婴员应经常清理"婴幼儿保健药箱"，及时处理意外突发事件。掌握婴幼儿急救医疗地点和联系方式，张贴于墙上，发生意外时及时求助与处理。

二、社会教养环境

婴幼儿社会教养环境涉及广泛的社会层面，如社会道德、社会文明、社会舆论，社会对婴幼儿教养的影响，在此不一一阐述。

第二节 婴幼儿早期教育

早期教育是指开发从出生到6岁孩子潜能的教育,为孩子多元智能和健康人格等的培养打下良好的基础。

一、婴幼儿早期教育的意义

0～3岁是早期教育的黄金时期。早期教育对婴幼儿的成长具有里程碑意义。

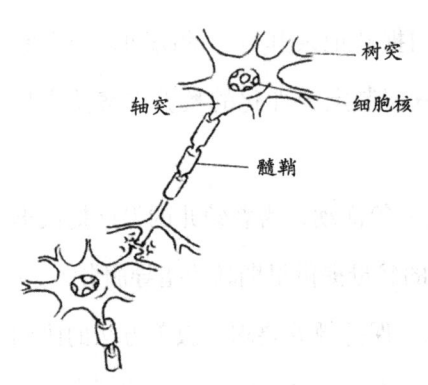

图 6-1 神经元的基本结构

1. 促进婴幼儿大脑发育

大脑中神经元(图6-1)链接的数量越多,信息传递量越大,孩子就越聪明。早期教育的有益刺激,是建立神经元链接的最佳途径。

2. 促进婴幼儿智力发展

脑科学研究证明早期良好的育儿刺激,对脑的结构和功能发育在生理、生化方面均有重要的影响。研究证明,脑损伤婴儿在生长发育早期,婴儿中枢神经的局部细胞缺失可由邻近细胞所代偿,仍可在功能上形成通路,在损伤部位周围有效地实行改组,使脑功能得到良好的代偿。但过了一定敏感期后,缺陷将成为永久性的。这种可塑性是通过有目的的刺激、教育、学习得到改善的,如果从新生儿期开始进行早期干预,对促进康复、防治伤残可达到事半功倍的效果。

3. 促进婴幼儿言语发展

0～1岁是婴儿言语发声的准备期，称前言语期，包括语音知觉、语义知觉和手势语的发展。1～3岁幼儿进入言语发展阶段，能够说出有意义、能被理解的词，基本掌握口语。从总体上看，婴幼儿语言发展遵循"先听懂，后会说"的规律。只有在前言语期给予婴幼儿足够的语言环境刺激，提供更多的语言表达机会，才能保证婴幼儿语言能力的发展。

4. 促进婴幼儿社会性发展

0～3岁是婴幼儿气质形成、自我意识获得、亲子依恋关系发展、同伴关系建立的重要时期。虽然气质具有相对稳定性，但通过育婴员有意识地提供良好的教育环境，可以帮助婴幼儿改变原有的气质类型。只有通过早期教育环境的创建，提供给婴幼儿足够丰富的玩教具刺激以及和同伴交往的机会，才能帮助婴幼儿更好地发展社会性行为。

二、早期教育的原则

1. 尊重婴幼儿人格和合法权益的原则

婴幼儿是社会的基本成员，对其教育必须遵循《儿童权利公约》《未成年人保护法》《教育法》等法律、法规，切实尊重婴幼儿作为一个社会成员所应当享有的尊严和合法权利。婴幼儿弱小、幼稚，没有社会经验，但在人格上与成人是平等的，享有生存权、受教育权、受抚养权、受尊重权和发展权。

2. "四心"教育原则

（1）爱心：爱心是从事早期教育工作的前提，只有发自内心地热爱婴幼儿，照顾中不怕脏、不怕累，才能有热情去工作。同时，指导家长科学、适度地爱护婴幼儿，不溺爱或无原则地迁就婴幼儿。

（2）耐心：这是与婴幼儿相处的必备条件。婴幼儿的成长过程，会经历很多曲折和反复。在很多时候，可能是在不断尝试错误的过程中成长的，在教育过程中，一定要有耐心，接受婴幼儿可能做出的错误事情。婴幼儿很多心理活动不能表达，要通过耐心的启发，帮助孩子表达。

（3）细心：在与婴幼儿相处中，通过细心观察婴幼儿的表现来发现问题。如同样进入一个陌生的环境，有的婴幼儿表现很自然，有的婴幼儿则很敏感，甚至大哭大闹着要走。要仔细分析原因，是婴幼儿心理不适应还是生理不舒服，针对原因寻找解决方法。

（4）恒心：对于婴幼儿的教育，有的家长往往会出现"三天打鱼，两天晒网"的情况，这样会给婴幼儿一种暗示，即有些事情可以做两天，休息两天，最终使得婴幼儿的成长出现问题。因此，在早教中，既要坚持细心地观察，又要持之以恒地耐心教育。

3. 以婴幼儿快乐为本的原则

婴幼儿有时候会表现出不愿意接受指令，此时，育婴员不能强迫、威胁、哄骗婴幼儿，应该站在婴幼儿的角度思考，理解婴幼儿的真实感受，切忌与婴幼儿发生冲突，教育过程中时刻保持以婴幼儿快乐为本的原则。

4. 关注个体差异，促进婴幼儿个性化发展的原则

重视婴幼儿在发育与健康、感知与运动、认知与语言、情感与社会性等方面的发展差异，提倡更多地实施个性化教育，使早教工作以自然的差异为基础展开。切忌从预先设立的目标出发，进行"拔苗助长"式的教育。

5. 发展适宜性原则

早期教育要符合婴幼儿的年龄、个体特点及成长规律。如新生儿几乎一天一个样，1个月至1岁的婴儿几乎一月一变，2岁以前的婴幼儿很乖，2岁开始凡事争着自己做，自己走路、自己拿东西，自我意识增强。发展

适应性原则要求早期教育符合儿童身心发展的顺序性、阶段性、不均衡性和个体差异性，通过识别下一个阶段的发展方向，支持婴幼儿的进一步发展。

6. 保教并重的教养原则

在开展保教工作时，应把儿童的健康、安全及养育工作放在首位。坚持保育与教育紧密结合的原则，保中有教，教中重保，教养合一，这是婴幼儿教育的基本原则。

7. 直观性原则

直观性原则是指早期教育过程中运用实物、图片、动作等直观形象的方式，使语言童趣化，用词简单明了，通过让婴幼儿直接观察、实际操作、亲身体验生活中的事物来进行学习。符合婴幼儿的理解水平，从而激发兴趣，激活头脑中的表象，引发思维。

8. 通过游戏活动促进婴幼儿主动发展的原则

婴幼儿主要的学习方式，除了生活就是游戏。游戏是婴幼儿的主导活动，婴幼儿天生就会玩游戏，也爱玩游戏。婴幼儿常常会拍弄、抓握、敲打物品，反复进行相同动作和行为，在他们的世界里，这就是游戏，是充满趣味性的学习活动。带领婴幼儿进行简单的游戏互动，帮助婴幼儿在摸摸、看看、听听、玩玩中获得发展。

9. 环境育人的原则

婴幼儿从出生起就有一种积极的、能动的从环境中认识各种事物的能力，因此婴幼儿的教育要蕴含于生活环境之中。环境是第三位老师，早期教育中要重视教育环境的创建。详见本章第一节"婴幼儿教养环境"的相关内容。

10. 教育"七分饱"原则

教育"七分饱"的原则源于黄金分割法，是指在婴幼儿学习过程中，学习的内容不让他感到厌倦，在他还有兴趣的时候宣告结束。这样，婴幼儿对于学习的感觉一直保持着比较舒适、渴望的状态。这种良好的精神状态，对于今后不断地学习，起到至关重要的作用。

11. 延迟满足的原则

生活中当婴幼儿提出需求，育婴员可以有意识地放慢动作，或以借口耽误一点时间，以延迟满足，使其在接受延迟的合理性时，培养其耐心沉稳的气质。

12. 适度评价的原则

在婴幼儿的成长当中，每一次适度的评价都会给婴幼儿带来兴奋；每一次不愉快的评价，也会给婴幼儿带来很多负面情绪。评价要适度、准确、具体，不要太多、太滥、太泛，不能只用"真好""真棒"等。

三、早期教育的方法

1. 尊重关爱法

（1）尊重婴幼儿：尊重婴幼儿的意愿，不强迫、不责备，多鼓励，使其在轻松、愉悦的氛围中开心、开口、开窍。

（2）关爱婴幼儿：在照料婴幼儿日常生活中，让婴幼儿感受到被重视和关爱，促进心理健康。

2. 积极应答法

（1）积极的感受应答：育婴员要重视婴幼儿的哭、笑、叫等感受需求，认真观察并做出积极的反应。

（2）积极的言语应答：认真回答幼儿提出的每一个问题，满足幼儿的求知欲望。鼓励幼儿进行独立思考，培养其观察问题和解决问题的能力。

3. 探索体验法

（1）活动中探索：在生活中培养婴幼儿自主探索外部世界的能力，鼓励其按照自己的意愿和生理、心理的成熟度来参与力所能及的事情，例如翻身、爬行、走路、跳跃等。

（2）环境中体验：经常带婴幼儿接触社会和自然环境，结合日常生活让婴幼儿接收信息、开阔眼界、增长知识、了解社会。

4. 游戏满足法

（1）教育活动游戏化：设计教育活动应游戏化，满足婴幼儿的兴趣需求。

（2）鼓励与同伴游戏：鼓励婴幼儿与同伴进行交往和游戏，在玩游戏中锻炼其想象力和创造力，培养其沟通能力，学会建立良好的人际关系。

5. 习惯和兴趣培养法

（1）培养婴幼儿早期阅读的兴趣和习惯：为婴幼儿准备一些颜色鲜艳、图像清晰、内容健康的图书和图片，引导其每天按时进行阅读，养成每天阅读的习惯。

（2）对婴幼儿提出合理的要求：根据婴幼儿的学习兴趣给予正确的引导，制定适合婴幼儿发展的培养目标和努力方向。

第三节　婴幼儿日常生活中的教育

婴幼儿日常生活中的教育要遵循婴幼儿的生理、心理特点，以维护婴幼儿的身心健康为出发点，将教育贯穿于婴幼儿吃、睡、玩等生活照料的细节中，促进婴幼儿良好习惯的养成及心智的发展。

一、通过生活环节进行教育

(一) 睡眠

1. 根据生理特点，合理安排睡眠次数，保证充足的睡眠时间。午睡要根据室温脱掉部分衣服入睡。

2. 婴幼儿睡眠时，环境要安静，睡前避免过度兴奋，保持稳定的情绪。室内温湿度适宜，空气新鲜，被褥适宜，锻炼婴幼儿开窗睡眠。

3. 培养按时入睡、按时醒，睡眠有正确姿势及自然入睡的良好习惯，如1岁半幼儿懂得上床后闭眼，不说话，安静入睡。对睡得不安稳的婴幼儿要了解原因，及时处理。

4. 培养与睡眠有关的独立生活能力和语言能力。

(二) 饮食

1. 照顾婴幼儿按时吃饭，愉快地进餐，不挑食，不玩闹，吃饱吃好，培养良好的饮食习惯。逐步培养正确使用食具、独立吃饭的能力。

2. 吃饭时固定坐位，培养正确的吃饭姿势，注意力集中，养成将食物嚼碎了再咽下去的好习惯。吃饭前后擦洗手、脸，吃饭时注意整洁，洒饭及时擦干净，培养小儿吃饭时的卫生习惯。

3. 食具适合年龄特点，如碗勺及奶嘴的孔都要大小适宜，不能过大。

4. 4～5月龄的婴儿要培养其自己扶奶瓶，同时开始用勺喂辅食，6～7月龄时培养其自己拿着饼干等食物吃，自己抱瓶吃奶，10月龄时练习用杯子喝水。1岁半以后，培养左手扶碗，右手拿勺吃饭，并能安静地坐在桌旁吃完自己的饭，吃完后再离开饭桌。2岁时，可双手捧着碗喝水，饭后自己用餐巾擦嘴。2岁半以后，应已能吃得较快，养成吃饭时的卫生习惯。

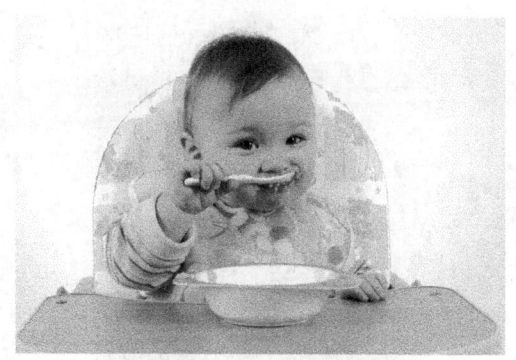

图 6-2 幼儿自己吃东西

5.从小引导婴幼儿吃饭的积极性,培养其爱吃各样食物。培养婴幼儿理解饮食过程中的语言。

(三)穿衣盥洗等卫生习惯的培养

1.根据不同年龄和季节决定洗头、洗澡频率,水温要适宜,注意勿使水进入眼睛或耳朵里,理发最好由婴幼儿熟悉的人进行。

2.定期修剪指(趾)甲,每日洗脚、洗屁股。不会坐盆的婴幼儿,大便后要及时洗屁股。各项盥洗用流动水。婴幼儿的衣被盥洗用具要专用,毛巾要消毒。

3.培养婴幼儿积极参加盥洗,2岁幼儿逐渐学习自己洗手、使用水和肥皂,知道用自己的毛巾擦干手脸。用语言启发和帮助幼儿学会穿脱衣服,解开纽扣和鞋带等。

(四)大小便习惯的培养

1.逐步培养婴幼儿定时坐盆和大小便时用语言要求坐盆的习惯。培养婴幼儿对成人叫他大小便时的声音或一定的姿势形成条件反射。8月龄时开始学习坐盆,1岁半以前的婴幼儿提醒其在固定的时间坐盆,1岁半以后的幼儿培养他们主动要求坐盆,2岁半以后学会自己坐盆(详见图6-3)。夜间要根据婴幼儿小便规律安排排尿。

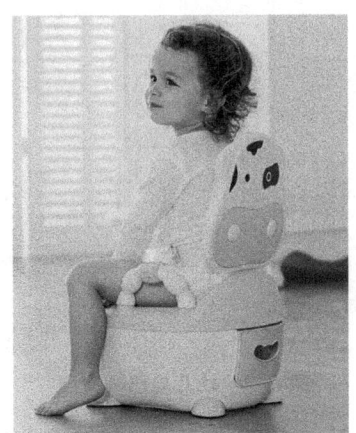

图6-3 幼儿自己坐便盆

2.培养婴幼儿在固定的地方大小便、坐盆时不能吃食物或玩耍。婴幼儿坐盆时应有专人照顾,每次坐盆时间不宜超过5分钟,一日内次数也不宜过多。

3.幼儿会走路以后尽量不用尿布,2岁以后穿满裆裤。

二、婴幼儿语言发展的教养

根据婴幼儿语言发展的规律进行教养,详见表6-1。

表6-1 婴幼儿语言发展的规律与教养方法

月龄	语言发展的规律	教养方法
2	伴着微笑发出声音	经常和婴儿说话、唱歌,或放儿童音乐,引导其微笑,发展其听力
3~5	3~4个月时能咿呀学语,逗引时能大声笑,5个月会拉长声发喉音,能将头转向声源,成人与婴儿说话时,有手脚不断活动的反应	和婴儿讲话时,引导他牙牙学语,用发音回应。培养其对声音的反应,听到声音手脚不断活动,并将头转向声源
6	能发出比较复杂的声音,用不同声音表示不同反应,能分辨和蔼与严肃的表情和声音	用温柔的声音表示鼓励,用严肃的声音表示禁止,培养婴儿分辨声调
7~8	能发"爸""妈"等音节,有理解简单语言的能力,如能用眼睛找所听的东西。能做简单的回答性动作,如说再见时知道摆手,不要的东西就摇头	培养婴儿理解语言的能力,在成人提醒下,做一些简单的动作,引导其用声音和动作回答,如用眼睛找或用手指指出某一物品或熟悉的人

（续表）

月龄	语言发展的规律	教养方法
9~11	认识常见的人和物，会模仿叫"爸爸""妈妈"	对婴儿进行语言发展的训练，通过日常生活所接触到的物品和动作，使他理解某个单词的意义，模仿成人的发音，从发音到随成人重复一些音节，如"爸爸""妈妈""唧唧"
12~15	会用单词表达要求，会主动叫"爸爸""妈妈"	启发婴幼儿用单词表达自己的愿望，引导婴幼儿称呼亲近的人
16~18	会说一些简单的词，如"再见""给我""不要"等，会说出自己的名字，对不会说的词有时会用表情来代替，认识自己的床位和衣服	通过日常生活所接触到的事物，引导幼儿将语言与实物或动作联系起来，利用玩具、图片及游戏等方式发展语言
19~24	会说由3~4个字组成的短句。2岁时知道常见物品名称，喜欢跟着成人学话、唱歌、说歌谣，并且爱重复结尾的语句	丰富生活环境并使幼儿对其感兴趣，引导鼓励幼儿简单地说出身边人的称呼，身体部位的名称，常见交通工具、水果、蔬菜、动物的名称。培养幼儿正确发音，逐渐说出由单词到3~4个字组成的短句。每天给幼儿讲故事、看图片、唱简单儿歌，对语言发展迟缓的幼儿要耐心指导、启发、鼓励及给予练习发音的机会
24~30	会提问题，会说出完整的句子，能说明一件简单事情，会说简单儿歌，爱听故事、能唱短歌	启发幼儿提出和回答问题，认真回答幼儿的提问，不用手势代替语言，引导幼儿发音清楚、用词准确，让幼儿多听、多看、多说、多问、多想。尽量不限制幼儿讲话，幼儿通过听故事、朗诵儿歌、看图讲述等，可丰富和发展语言
30~36	能将词联结成有秩序的语言，语言的内容与结构开始复杂起来，同时语言开始成为交际及认识自然现象和社会环境的主要工具。会用简单的词句表达自己的愿望，并能讲述自己的印象，会讲出故事的简单情节	引导幼儿正确运用词类说出较复杂的句子，鼓励幼儿用语言表达自己的愿望，使语言成为其与成人及小朋友相互交流的工具，如鼓励幼儿背诵简单儿歌，听完故事后复述简单情节及主要人物，模仿老师或视频表演游戏

三、婴幼儿动作能力的发展的教养

根据婴幼儿动作能力的发展规律进行教养，详见表6-2。

表6-2 婴幼儿动作能力的发展规律与教养方法

月龄	动作能力发展的一般规律	教养方法
2~3	俯卧位时能抬头片刻，3个月头可自由抬起	培养俯卧抬头。空腹时练习俯卧并逐渐延长俯卧时间，2个月开始做婴儿体操
4~5	俯卧时前臂支持抬起前胸，会由仰卧位转为侧卧位，手能握紧东西	在俯卧的基础上练习用手支持前身。培养翻身的动作和用手握物

(续表)

月龄	动作能力发展的一般规律	教养方法
5~6	能抓握悬挂的玩具，会翻身，握住成人两手，能从座位上站起来。扶腋下会做跳跃动作	训练婴儿学会抓握悬挂的玩具，玩具色彩要鲜艳，便于抓握。握住婴儿的手练习坐起来的动作。扶婴儿腋下练习跳跃动作
6~7	能通过翻身取得玩具，会摇发响的玩具	用玩具引导婴儿翻身，必要时用手轻推婴儿的脚，帮助其向前移动。为婴儿练习爬行创造条件
8~9	会爬，抓住栏杆能站起来，自己能从坐位到卧位，扶着能走几步。能用拇指和食指将细小物品捏起	用玩具引导婴儿爬的积极性。培养婴儿从扶站到学着迈步。给婴儿示范，让其模仿如拍手、招手、举手等动作。给婴儿小的物品练习用手指握物
9~10	能独站片刻，能自己坐下，牵着两手会走，能扶栏杆走来走去	练习站、坐下和走。准备练习走的场所和设备
11	牵着一只手能很好地走，能推着东西向前走或转弯走	准备设备，鼓励婴儿练习走。从扶着东西走到推着东西向前、转弯走
12~15	由独立起身至会独立走，不用扶能蹲下，会玩简单的玩具	以教会婴幼儿独立走为任务，要有宽阔平坦（练习走）的场地。利用玩具练习手的动作，如套圈、积木等。每日做竹竿操
16~18	能开始参加成人组织的游戏，会上下小滑梯，会滚球	利用小区内的滑梯设备，练习上下滑梯。利用各种球类通过游戏活动练习滚、扔的动作
19~24	掌握基本动作，如走路、跳跃、攀登、投掷、上下台阶。但肌肉活动不协调平衡能力不强，动作不够灵活。能独立玩，会搭积木，会穿串珠	练习走、跑、跳跃、上下台阶、扔球、投沙袋等基本动作。在成人带领下，做简单的模仿及简单的游戏。发展精细动作，如穿串珠、搭积木。创造平坦宽阔场地、玩教具和运动设备，注意安全，防止受伤
25~30	会双脚离地跳，会跑，有较大的自由活动能力和模仿能力，能拣豆豆	让婴儿自己随意跑、跳、游戏和玩运动器械，每日坚持做操。利用玩具、教具，如剪塑料管、拣豆豆等发展精细动作。用积木搭火车、房子等简单形状
31~36	动作已基本协调，会双脚向前跳，迈过障碍物，走平衡木，会双脚交替上下楼梯，会做简单的表演，能用橡皮泥捏简单物品，会握笔画横竖线	进一步通过游戏活动及体育作业，促进走、跑、跳跃、攀登、走平衡木、钻、爬、投掷等基本动作的发展，并通过每日简单的操练等，使动作日益协调、灵敏。利用玩教具及通过运动、游戏、作业，培养精细动作技能，如画画、折纸、捏泥等

四、婴幼儿认知能力的教养

根据婴幼儿认知能力的发展规律进行教养，详见表6-3。

表6-3 婴幼儿认知能力的发展规律与教养方法

月龄	认知能力的发展规律	教养方法
2	眼能随物移动，目视大人的脸及鲜艳的玩具和吸引他的动作	把视线吸引到色彩鲜艳的玩具上，引导婴儿的视线跟随玩具移动
3～5	开始把视线从一个物体转移到另一个物体。5个月会"藏猫猫"	成人每次接触婴儿时，态度亲切和蔼，吸引其注视
6～9	对周围环境的兴趣大为提高，能注视周围更多的物和人。对不同的事物表现出不同的表情，会把注意力集中到他感兴趣的事物与鲜艳的玩具上并采取相应的活动。会找当面藏起来的东西	创造多种发展观察力的条件，使婴儿醒时能看到成人和周围的物体
10～17	对自己感兴趣的事物能做较长时间的观察，并会用手势和声音对观察到的事物表示不同的反应，会模仿观察过的某些声音和动作	引导婴幼儿观察周围的一切事物，培养婴幼儿模仿所看到的某些事物的声音和动作
18～24	注意力能短时间集中，观察图片能认识熟悉的物品或动物。认识自己的毛巾、茶杯的标记，能记住自己的座位、床位、衣物及常在一起玩耍的小朋友的名字。认识红颜色	引导幼儿观察周围事物，并通过日常生活环节培养幼儿注意、观察、记忆和思维能力的发展，组织各种丰富多彩的游戏和活动，充分利用玩教具发展认识能力，增长知识面
25～36	能观察事物的变化，并在游戏中反映出来，看到常见的物品能知道它的用途，认识基本颜色、形状，有初步时间、空间、数的概念	启发幼儿从事物的表面辨别内容、特征及用途。通过直观教育，让幼儿反复看、触、嗅到具体的实物，逐步巩固和加深对周围事物的印象。通过游戏、作业发展幼儿的认识能力。逐步区别红、绿、黄、蓝、黑、白等颜色，认识方形、三角形、圆形，能从不同距离观察辨别物体的大小，有上、下、前、后、左、右等空间概念，以及白天、晚上的时间概念。会对物数1～5。定期更换幼儿活动室的布置，丰富活动内容

五、与成人和小朋友互动中的教养

根据婴幼儿与成人和小朋友互动中的发展规律进行教养，详见表6-4。

表6-4 与成人和小朋友互动的发展规律与教养方法

月龄	与成人和小朋友互动的发展规律	教养方法
2～3	大部分醒着的时间都在快乐状态中，喜欢注视自己亲近的人，快乐时会发出笑声，会用声音应答	婴儿醒着的时候可放在木围栏里，准备好适合其年龄的玩具。经常抱抱婴儿，经常逗引，使婴儿情绪愉快
4～5	对人持有选择性的态度	用和蔼的态度、轻柔的动作，多接近和逗引婴儿，培养其良好的情绪
6～7	开始能表示愉快或不高兴等情感，要东西拿不到就哭闹，喜欢接近亲近的人，开始认生	以有趣的游戏充实婴儿生活内容，从事他感兴趣的活动。当婴儿要玩耍时，应满足他的要求
8	8个月以后开始辨别出严肃的、和蔼的声调，并表现出不同的反应	用温柔的声音表示鼓励，严厉的声音表示禁止
9～11	9个月以后喜欢自己活动，会用面部表情、手势和简单的语言与大人交流。对突然发现他不认识的动物或声音时，即害怕。表扬时表示高兴，批评时表示不愉快	与婴儿多接近，做游戏时要关心爱护他，当有困难时帮助他克服并安慰他
12～18	1岁以后开始对其他幼儿感兴趣，能共同玩一会，会保护自己手中的玩具，有时也想夺取其他幼儿的玩具	尊重婴幼儿和他的喜好，小朋友一起游戏玩耍时，要注意照顾，避免互相干扰，以培养他们彼此间的良好关系
19～24	1岁半～2岁能较准确地重复大人教给他的动作，能开始参加成人组织的集体游戏。表情进一步丰富，初步懂得喜、怒、哀、乐等。开始知道对与不对，喜欢和成人及其他幼儿共同活动，看到小朋友摔倒能扶起。见不同的人会打招呼	组织各种游戏、活动，丰富幼儿生活，让幼儿情绪愉快，游戏或活动时，注意照顾，避免互相干扰，培养幼儿互相友爱；积极组织并参加到游戏中去，引起幼儿兴趣，并建立良好的关系；培养幼儿有礼貌，在成人提醒下，会问"早"，问"好"，说"再见"，见不同的人会打招呼
25～36	懂得同情，有帮助别人的愿望，喜欢与小朋友一起玩，能用语言叙述自己的所见，以吸引成人的注意。能互相帮助，懂得爱护小弟弟、小妹妹，对成人有礼貌	通过活动及作业培养幼儿懂得互相谦让，表示同情、关心和安慰别人。正面教育，做幼儿榜样。不要斥责恐吓幼儿

第七章　安全工作常识

学习目标：

1. 掌握日常安全知识，家用电器、居家、外出安全常识
2. 掌握紧急情况下的求救方法

第一节　日常生活中的安全常识

育婴员的工作重点是负责婴幼儿日常生活照料，喂食安全和睡眠安全是育婴员必须掌握的日常安全知识。

一、喂食安全

1. 确保婴幼儿进食过程的安全

（1）创造安静、愉悦的进食环境，让婴幼儿专心愉快地进食。

（2）进食时不逗笑或惹哭婴幼儿，不打骂婴幼儿，避免食物误吸入气管，引起窒息。不让婴幼儿玩筷子，防止婴幼儿把筷子放到嘴里，造成口腔、上腭及咽喉部等处受伤。

（3）给婴幼儿喂的奶及一切热的食物都必须先试温后喂食。喂食时必须耐心慢喂，让婴幼儿吃一口咽一口，再喂一口。

（4）固定进食场所，不将热汤、热粥、热水瓶等放在婴幼儿可能触及的地方。进食时，围兜的带子应系在婴幼儿的背后，不在餐桌上铺餐巾，

以免餐巾被婴幼儿拉下，使热汤、热粥打翻致烫伤。

（5）避免喂食的面条太长、喂食速度过快、食物太烫等，不给婴幼儿吃花生、瓜子、糖丸。带核、带刺、带骨的食物要仔细去核、去刺、去骨，以免刺伤食管。

（6）喂食结束后，及时把餐具或杯具清洗、消毒。在提供每日足够能量的食物基础上，尽量减少喂食各类零食。

2.远离容易噎住的食物

（1）果冻。婴幼儿吞食果冻容易发生意外，建议给婴幼儿吃果冻时，宜弄碎后再吃，不要一整颗吃。麻花、糖果等不易咬破的食物，容易噎住，不适合3岁以下婴幼儿食用。

（2）纤维过长或过硬的食物如鱿鱼丝、牛肉干等，或体积太小的坚果类食品，不宜给3岁以下婴幼儿吃。花生酱黏稠度过高，不适合婴幼儿吞食。

（3）带核的水果不能给婴幼儿食用，如龙眼、葡萄、樱桃等，育婴员应去核弄碎后再给婴幼儿食用。

（4）富含纤维的蔬菜，如芹菜、豆芽等，纤维多，不易咬烂，应切碎后方可给婴幼儿食用。

（5）较大的肉块婴幼儿无法咬烂，若强吞下容易噎到，应切成薄肉片或肉丁。面条烹调时可先折断成小段再烹煮。

（6）鱼类食品。建议选择鱼刺较少的鱼类，食用前应仔细剔除鱼刺，否则容易噎到并可能刺伤婴幼儿食管与口腔。

二、睡眠安全

1.正确的睡姿

无论日间小睡还是晚间睡眠，婴幼儿以仰卧位头偏向一侧睡眠为宜。

2. 合适的小床

（1）婴幼儿应有单独的小床。购买小床时应仔细按照说明书进行安全测试。婴幼儿不宜睡成人的床、沙发、水床或者柔软的床垫上，特别是应避免成人熟睡时意外压到婴幼儿。

（2）母乳喂养的婴幼儿，夜间不宜采取卧姿喂奶，以防妈妈喂奶时熟睡导致婴幼儿窒息。

（3）采用联合国儿童基金会所推荐的睡眠共享方式。

①小床拼大床（合睡床）：将婴儿床一边的围栏拆掉，在同一高度和大床拼在一起，保证父母身体不会压住婴幼儿，可兼顾夜间喂奶和安抚婴幼儿。

②大床上加床垫（组合床垫）：在大床靠墙的一侧放上婴幼儿的床垫，使婴幼儿能比父母睡得高一些，方便喂奶和照顾婴幼儿的同时，又能避免父母翻身压着婴幼儿。大床要保证床头、床垫与床架之间，床和墙壁之间，床和其他家具之间不留缝隙，以免卡住婴幼儿发生意外。

3. 适宜的床上用品

让婴幼儿睡在平坦、硬质的床垫上。不可以睡在枕头、棉被、羊皮垫或其他柔软物体的表面上，以避免婴幼儿窒息或过热。

4. 安全的环境

（1）室内温湿度适宜，婴幼儿床宜放在光线相对较暗、远离窗户的地方。

（2）床周围不堆放物件，如被子、松散的毛毯、枕头、毛巾、衣服、尿布、柔软或者有弹性的缓冲物、毛绒玩具、容易脱落小配件的玩具，或者柔软有弹性的婴幼儿床缓冲垫等，毛毯、被子等不要挂在婴幼儿床侧面，壁挂帷幕要远离婴幼儿可够到的地方等。

（3）美国儿科学会强烈建议，不要让任何人在婴幼儿附近抽烟，如需与婴幼儿同睡，父母就不要抽烟、喝酒、服用导致嗜睡的药物。在感觉非常疲倦或者服用了酒精、镇静剂等会降低睡眠警觉的药物时，千万不要在当晚和婴幼儿睡在一起。

（4）婴儿学会翻身时可以在婴儿四周放上高大的枕头，让他翻不过去；学会连续翻身时，需要在四周枕头的四个角也堆上东西，防止婴儿从薄弱地方翻过去。可给婴儿床或者大床加护围栏，并且在床周围的地面铺上泡沫地板或者垫上褥子、枕头等。

5. 使用安抚奶嘴

安抚奶嘴可以明显减少婴幼儿猝死综合征的风险。如果母乳喂养，婴儿经4～6周建立良好的母乳喂养规律后再开始使用安抚奶嘴。婴儿6个月之后停止使用安抚奶嘴。

6. 睡前检查口腔

婴幼儿睡觉前应检查其口腔，确定口腔中没有食物，以防窒息等意外发生。

第二节　家用电器安全常识

当今家用电器已走进平常家庭，如使用或管理不当，容易对婴幼儿造成意外伤害，因此，每个育婴员都必须掌握家庭日常电器的使用与管理。

一、家庭常用电器安全要领

1. 购买合格产品

购买家用电器时，应购买国家认定生产的合格产品，不购买"三无"（无生产日期、无质量合格证、无生产厂家）的假冒伪劣产品。

2.第一次使用前，仔细阅读说明书

第一次使用，或者再次使用长期未用的家用电器前，都要仔细阅读说明书，如果有不清楚的地方，可以询问雇主或者直接联系产品厂家，了解清楚后再使用。

3.注意安装环境

不要将家用电器安装在潮湿、有热源、多灰尘、有易燃和腐蚀性气体的环境中。

4.首次使用，不能直接用在婴幼儿身上

第一次使用电器时不能直接在婴幼儿身上试用，避免错误或不慎操作对婴幼儿造成不必要的伤害。

5.加强对家用电器的日常管理

（1）使用家用电器时，要有完整可靠的电源线插头，使用三脚插头和三脚插座，以防由于插头错接造成家用电器金属外壳带电，发生触电伤亡事故。家用电器的插座必须有插座防护套，或者用宽宽的胶带将平时不用的插座孔封闭起来，厚度要达到婴幼儿用小棍子不能捅破的程度。避免婴幼儿因好奇将小棍或小手指伸入到插座孔中。

（2）吸尘器、微波炉、电热水器等电器使用完毕，要及时拔除电源插头，整理好电线，及时清洁，放回原处，切忌将电器放在婴幼儿随手可及的地方。

（3）要保护好电器的绝缘部分，并保持绝缘部分的干燥，不用湿手去扳开关、插入或拔出插头。如果电线的绝缘皮剥落，要及时更换新线或者用绝缘胶布包好。不要在电线上晾晒衣服，以防绝缘皮破损漏电造成触电。

（4）发生触电事故，应立即切断电源。如果电源开关太远，可以站在干木凳上用干燥的木棍、竹竿、塑料棒等绝缘物将触电者和带电体分开。如触电者昏迷，呼吸停止，应立即进行人工呼吸，尽快送医院抢救。

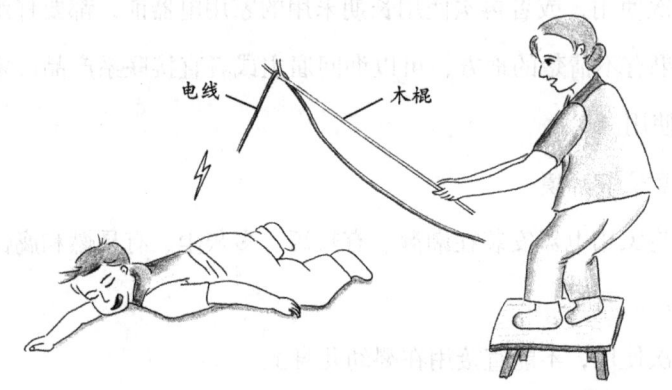

图7-1　用绝缘体将触电者与带电体分开

（5）雷雨天应关闭电视机等电器的开关，拔出电器插头；暂时不要使用电话，如一定要通话，可使用免提功能键，切忌紧贴电话。

6.积极防范家用电器产生的辐射或噪声

（1）避开冰箱电磁波。冰箱后面灰尘越多，电磁波的辐射就越大。须定期清洁冰箱背面散热管上的灰尘。

（2）幼儿每天看电视的时间，以20分钟为宜，幼儿与电视要至少保持2米的距离，建议1岁以下的婴儿不看电子产品，3岁以下的幼儿少看电子产品。

（3）婴幼儿洗澡时不要开浴霸。浴霸有灼伤婴幼儿皮肤的危险，婴幼儿的眼睛长时间盯着浴霸，会削弱视觉功能。可在婴幼儿洗澡前用浴霸预升温，洗澡时再把浴霸关掉。

（4）不让婴幼儿独自进厨房，不让婴幼儿打开消毒柜，以免受到来自臭氧的伤害。

二、幼儿安全用电教育

1. 教育幼儿安全用电常识

告知幼儿家用电器可能存在的危险。教育其不用手指或金属物抠、捅插座,不用湿手和湿布触碰和擦拭电器、电线、电源插头等。

2. 教育幼儿学会看安全标志

"红色"一般用来标示禁止、停止的信息,遇到红色标志,应该严禁触摸。"黄色"一般用来标示注意危险,如"当心触电""注意安全"等。"蓝色"一般用来表示指令、强制执行。"绿色"一般用来标示安全状态、通行。

3. 教给幼儿触电急救常识

幼儿懂事后,要让其知道电源总开关的作用与位置,学会在紧急情况下切断总电源。

第三节 消防安全常识

育婴员必须具备较强的消防意识,具有防火、灭火和自我保护能力,具体应该掌握以下几个方面的知识:

一、安全防火知识

1. 打火机等火种应放在指定地方,不得随身携带。

2. 不得随意点火,禁止在易燃易爆物品处用火。

3. 不得在公共场所燃放鞭炮,更不允许将点燃的鞭炮乱扔。

4. 离家或睡觉前要检查电器是否断电,燃气阀门是否关闭,明火是否熄灭。

5.不能在走廊、楼梯口等通道处堆放杂物,要保证通道和安全出口的通畅。

6.发现燃气泄漏要迅速关闭燃气阀门,打开门窗通风,切勿触动电器开关和使用明火,并迅速通知专业维修部门来处理。

7.在火灾现场,要坚持婴幼儿先逃生的原则。楼层起火逃生时不要乘坐电梯。

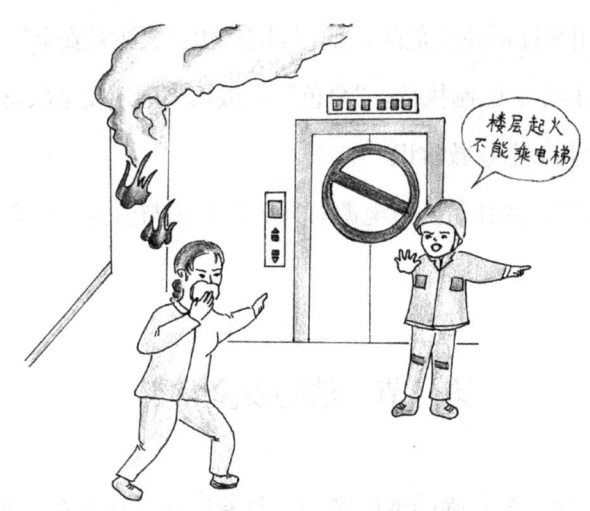

图7-2　楼层起火时不能乘坐电梯

二、灭火器的使用方法

1.提:找到灭火器,提到事发现场。

2.拔:拔掉保险插销。

3.对:对准火苗根部。

4.按:按下压把左右扫射。

三、熟悉家庭周围环境

1.知道家庭电闸开关的安装位置。

2. 知道灭火器材、消防栓的存放位置。

3. 知道逃生的安全出口位置。

四、发生火灾时知道报火警

1. 拨打火警电话：119。

2. 讲清楚起火所在地的详细地址、起火楼层位置、起火物品、火势与人员受困情况。

3. 留下姓名和联系电话。

第四节　食品安全须知

食品安全指食品无毒、无害，符合相应的营养要求，对人体健康不造成任何急性、亚急性或者慢性危害。育婴员照料婴幼儿时涉及的食品安全包括采购（储藏）、加工和喂食等几个环节。

一、采购

1. 按需购买，以当季、本地安全、新鲜、优质的食材为原则，婴幼儿所需的食物数量不多，但应新鲜和种类丰富。

2. 购买食品时，要生、熟食分开包装，购买牛奶、豆奶等直接食用的食品时，避免接触超市提供的购物车或购物篮等，以免造成交叉污染。

二、加工

1. 尽快加工：采购食物后应尽早进行加工，避免放置时间过长，导致食物变质或营养素流失。

2. 刀具和砧板要清洁干燥，必要时消毒。育婴员要清洁双手，食物加工时要彻底加热,一方面对食物进行一次消毒灭菌,另一方面对有些含天然毒素的植物性食物如扁豆、豆浆等,可通过高温破坏其毒素。

3.选择适合婴幼儿消化吸收的烹饪方式,如蒸、炒、炖、煲等。

三、喂食

详见本章第一节"喂食安全"的相关内容。

第五节 外出安全常识

当婴幼儿可以行走时,户外活动渐渐增多,发生意外伤害的情况也会增加,为了防患于未然,必须掌握公共场所、郊游、乘交通工具等的安全知识。

一、公共场所安全知识

1.让婴幼儿在育婴员或监护员的视线范围内活动

在人多拥挤的公共场合(如商场、步行街、公园、超市等),不让婴幼儿离开视线,人多时要牵住婴幼儿的手或抱在怀里,以防止婴幼儿走失、挤伤。

2.避开不安全的区域

户外活动应避开不安全区域,如地面不平整、有积水、弹簧门、门窗插销损坏或未插、商场和宾馆的旋转门、电梯、亲水平台、池塘等区域。在游乐场游戏时,避免和其他伙伴发生冲撞;玩滑梯时指导婴幼儿脚朝下往下滑,站在滑梯上不推人,滑到梯下尽快站立走开(或直接抱开),避免被后面滑下的同伴撞倒、撞伤。

3. 不宜去公共场所

在流感等传染病流行的季节、生病期间或病后康复时期，不宜去公共场所，以免感染、加重病情或复发。

二、郊游安全知识

1. 避免雨天、雾天、大风、大雪等天气郊游，也不宜选择人太多或者有危险的地方，例如水边或者有动物出没的地方。可选择相对安静、风景宜人的地方，例如公园等。

2. 带上充足的食物，如奶瓶、奶粉、水、零食等，及时给婴幼儿补充水分和能量。

3. 带上尿不湿、湿纸巾、卫生纸、防蚊液、花露水，夏日备防晒用物，如遮阳伞、鞋帽、防晒霜等。多给婴幼儿备几件衣服。必要时带上退热药、益生菌等药品。

4. 对花粉过敏的婴幼儿，不要去有鲜花绽放的地方，如遇刮风，要避开风向。

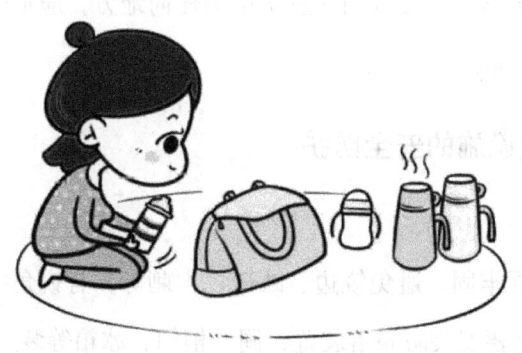

图 7-3　婴幼儿外出带足日常用品

三、乘交通工具安全知识

1. 乘飞机出行

（1）飞机起飞或降落时不让婴幼儿睡觉，可让婴幼儿咀嚼食物，做吞咽动作，以免航空性中耳炎的发生。

（2）婴幼儿哭闹可能是耳膜疼痛，哭闹是一种保护性反射，可使其咽鼓管张开，减轻疼痛与压力，婴幼儿哭闹时不必阻止。

2. 乘车或地铁出行

（1）教育婴幼儿遵守公共规则、文明礼让等。不在车厢内走动、奔跑，以免跌伤、撞伤。

（2）婴幼儿的头、手不能伸出窗口，也不能在车厢接口处玩耍。

（3）私家轿车应配有儿童锁、儿童安全座椅，勿坐在配有安全气囊的座位上。

第六节 居家安全常识

当幼儿会走路了，可以到达屋子里的任何地方，应清除一切对幼儿有危险的设施或物品。

一、家庭设施的安全防护

1. 家具

家具结构要牢固，避免锐边、缺口、木刺等，有锐角须用护角器或防撞器包住；抽屉要安装防脱落装置，橱、柜门、冰箱等装上安全锁扣。

使用专为婴幼儿设计的家居安全用品，如婴儿监控器、透明安全护栏和脚动式安全护栏、绝缘插座套、手指防夹器、桌角防撞器等。

婴幼儿可能攀爬的桌椅、沙发或茶几等不能放置在窗户或阳台旁边。如窗下不放桌子或床，桌子旁不放椅子，以免婴幼儿借位登高。

2. 窗户、门

窗户安装防护栏，高度要超过 1.1 米，间距小于 10 厘米，移动式窗户应装上锁扣，落地窗选用钢化玻璃；不在窗台边上放置容易吸引婴幼儿的物品；房门应可打开，须加装安全门卡或保护扣，避免婴幼儿被反锁；玻璃移动门贴上醒目的标志，避免误撞。

3. 地面

地面要平整、干燥、防滑，不在地面上堆放各种物品，以免绊倒。

4. 常用物品

常用的细小物件如螺丝钉、笔套等要及时收纳，以免婴幼儿直接放在嘴里。各种刀剪、打火机、火柴、各类化妆品及家用药箱，应放置到婴幼儿拿不到的地方。各类消毒液、洗涤剂、皂粉、杀虫剂等化学制品放入专用的橱柜加锁，严禁使用装饮料的旧瓶灌装上述制剂。

二、居家安全要领

1. 育婴员必须定期对环境、物品进行检查，及时发现问题，及时维修以消除安全隐患。

2. 婴幼儿任何活动都不能脱离育婴员视线。不带婴幼儿去放有水缸、储水桶等有潜在危险的场所玩耍。选择安全的游戏，避免将婴幼儿抛起来玩耍。

3. 为婴幼儿保暖时，热水袋温度要小于 50 ℃，须用毛巾等包裹后放置在离婴幼儿 15～20 厘米的地方，以免烫伤。

4. 当婴幼儿上楼梯时，育婴员应在后面保护；下楼时，育婴员要在前面保护。一旦发生滑倒，育婴员能及时采取保护措施。

第七节　紧急情况下的急救知识

育婴员应掌握紧急情况下的求救方法，以备不时之需。

一、紧急情况下的求救

（一）求救方法

1.拨打120急救电话

（1）手机、座机以及投币、磁卡等公用电话，都可免费拨打120医疗急救求助电话。

（2）当听到这里是120医疗急救电话的语音提示后，表示急救电话已接通。

（3）育婴员应表达以下内容：

①我叫××，我的手机号码是×××，我家受伤婴幼儿的年龄和性别。

②告知对方婴幼儿受伤的具体情况：如有无呼吸、心跳、出血、骨折、气管异物等。

③家庭详细地址：＿＿＿市（县）＿＿＿区（镇）＿＿＿街道＿＿＿路（村）＿＿＿小区（村民小组）＿＿＿栋＿＿＿单元＿＿＿房号，以及有无地下车库。

④告知居住地周围的醒目标志（如标志性建筑、商场、影院等）。

⑤我在××地方正大门口等候急救车，我穿××颜色的上衣。请随时拨打我的电话联系。请问您记下了吗？

⑥必要时请接听者添加育婴员微信，以便发送"家庭住址位置图"。

⑦悉心倾听：等"120"回复完并挂断电话后，育婴员再挂断电话。

2.使用手机中的微信发送"家庭住址位置图"

（1）打开微信→点击"位置"→点击发送位置→搜索并输入婴幼儿家庭详细地址→点击发送。

（2）打完电话或发完位置后育婴员应保持手机或座机的畅通。

（二）等待救援时的注意事项

1. 派人在醒目处迎接救护车，引导救护车至现场。

2. 实施现场救护，特别是徒手心肺复苏，一定要坚持至专业急救人员到现场。

3. 观察婴幼儿情况，如心跳、呼吸、体温、外伤者出血情况等，并对出血伤口做简单的包扎和止血等处理。

4. 安抚婴幼儿，消除其紧张恐惧心理。冬天为婴幼儿做好保暖，避免受凉。

5. 积极做好转运前的准备，如为婴幼儿准备好住院的衣物及生活用品。

（三）牢记几个重要的求救电话，制成卡片放在固定的地方或贴在墙上

1. 医疗急救求助电话120，报警电话110，火警报警电话119。

2. 交通事故报警电话122，高速公路事故报警电话12122，电力部门事故应急抢修电话95598，百事通电话114。

二、家庭急救药箱的配置

1. 外用药及物品

（1）75%酒精、碘伏、棉签：用于消毒。

（2）手套、口罩：预防交叉感染。

（3）0.9%生理盐水：用来清洗伤口。

（4）灭菌纱布、绷带、胶布：用来覆盖伤口及包扎伤口。

（5）创可贴：用来覆盖小创口。

（6）体温计：当感觉婴幼儿发烧时用来测体温。

（7）外用药：烧伤湿润膏、止痒清凉油、消炎止痛药。

2. 内服药

（1）退烧药：美林或泰诺林、退热贴。

（2）内服止泻药：蒙脱石散、妈咪爱、口服补液盐。

3. 药箱配备的注意事项

（1）配备原则：选购药品要有的放矢，品种要少而精。药品要贴有标签，标签上写清楚药名、规格、有效期、用途、用法、用量及注意事项。

（2）消毒液、内服药、外用药应分隔或分层存放并用醒目标志注明。

（3）家庭药箱应放置于干燥、通风、阴凉且婴幼儿够不着的地方。

（4）定期检查物品质量，注意物品的有效日期。

下篇 育婴员基本技能

育婴员简明培训教程
YUYINGYUAN JIANMING PEIXUN JIAOCHENG

第八章 婴幼儿喂养

学习目标：
1. 掌握常用喂养方法及溢奶的处理
2. 掌握拔奶、奶液储存和复温方法
3. 能为婴幼儿做好餐前准备与餐后整理

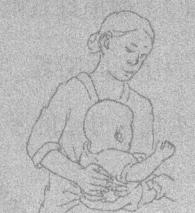

第一节 母乳喂养

甘甜的乳汁托起一个个新生命，滋养着人类，是天下母亲哺育孩子的不二选择。

一、哺乳前的准备

乳母洗净双手，用干净热毛巾清洁乳头和乳房，从外侧边缘向乳晕方向轻轻按摩乳房。准备哺乳枕、纸巾，环境清洁、宽敞、光线柔和，婴儿处于觉醒、情绪愉悦或需要进食状态，哺乳前更换尿片。

二、哺乳步骤

1. 指导乳母采取舒适的哺乳体位

哺乳体位依乳母及婴儿舒适和喜好而定，坐位、卧位、站位均可，坐位和卧位时乳母背部要有支撑，坐位时脚要有支撑。常用的哺乳体位有以下4种：

（1）摇篮式（坐位）哺乳：适合顺产的足月婴儿，在家里或外出喂哺方便。母亲用臂弯托住婴幼儿的头部，坐在有扶手的椅子上，双脚踏在矮凳上，以免身体向婴幼儿倾斜。详见图8-1。

（2）橄榄球式哺乳：适用于双胎或乳头含接困难的婴儿，以及乳腺管阻塞治疗期间哺乳。乳母将婴儿放在胳膊下，用枕头托住婴儿的身体，婴儿的头枕在母亲的手上。详见图8-2。

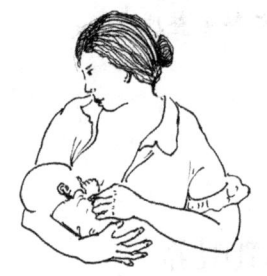
图8-1　摇篮式（坐位）哺乳

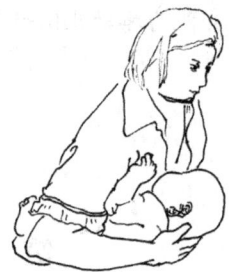
图8-2　橄榄球式哺乳

（3）交叉式哺乳：适用于早产儿、低体重儿、患病儿。乳母用乳房对侧的胳膊抱住婴儿，用前臂托住婴儿的身体，婴儿的头枕在乳母的手上，手掌在婴儿的耳朵或更低一点的水平位置托住婴儿的头部，用枕头托住婴儿的身体，可用乳房同侧的手托起乳房。详见图8-3。

（4）卧位式哺乳：适用于剖宫产术后、正常分娩后第1天或乳母习惯卧位式哺乳。帮助乳母采用舒适放松的侧卧位躺着，头枕在枕头的边缘，乳母的手臂放在上方枕头旁，婴儿的头不要枕在乳母的手臂上。让婴儿头部能自由活动，以免乳房堵住婴儿的鼻部引起呼吸不畅。详见图8-4。

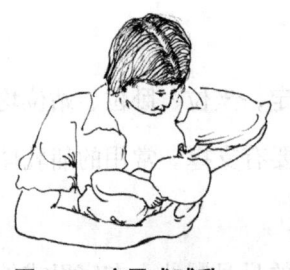
图8-3　交叉式哺乳

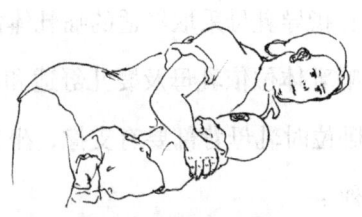
图8-4　卧位式哺乳

2. 指导乳母正确托起乳房

用"C"字形手法托起乳房，详见图8-5。①食指支撑乳房基底部，靠在乳房下的胸壁上；②拇指放在乳房的上方，食指和拇指可轻压乳房，改善乳房形态，使婴儿容易含接；③托乳房的手不要太靠近乳头，如果乳房大而下垂，用手托住乳房可帮助乳汁流出；如果乳房小而高，在哺乳时手不需要总托住乳房。

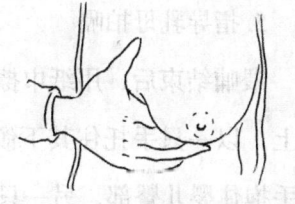

图8-5 "C"字形手法托起乳房

当射乳反射过强时，用食指和中指（呈剪刀状）夹紧乳头或乳晕，以减少乳汁流出，避免婴儿呛奶。

3. 帮助婴儿正确含接乳头及乳晕

乳母托起乳房后，用乳头刺激婴儿的口周围，让婴儿建立觅食反射，当婴儿的口张到足够大时，乳母将乳头及大部分乳晕塞入婴儿嘴中。正确含接的指征：①婴儿的下颌紧贴乳母乳房，将乳头和大部分乳晕含在嘴中；②婴儿嘴张得很大，下唇向外翻；③婴儿口腔上方有更多的乳晕；④婴儿舌头呈勺状环绕乳晕；⑤婴儿面颊鼓起呈圆形；⑥慢而深地吸吮，有时会有暂停；⑦能看到婴儿吞咽动作和听到吞咽声音。详见图8-6、8-7。

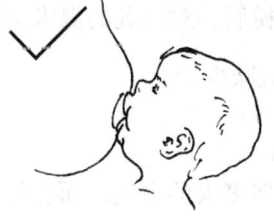
图8-6 正确的含接姿势

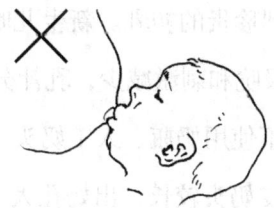
图8-7 错误的含接姿势

4. 两侧乳房交替哺乳

哺乳时婴儿吸空一侧乳房再换另一侧乳房吸吮。若婴儿吸空左侧乳房后不愿意再吸吮右侧乳房，在下次哺乳时须先吸吮右侧乳房。

5. 指导乳母拍嗝

喂哺结束后，用纸巾擦净婴儿口周或脖子下的奶渍，让婴儿坐在大人腿上，以一只手托住其下颌和前胸或将婴儿抱直，其下颌靠在大人肩上，以手抱住婴儿臀部，另一只手手掌弓成杯状，由下往上轻扣背部；或者手掌摊平轻抚背部，让胃内气体排出，一般拍嗝时间以3～5分钟为宜。拍嗝后将婴儿取右侧卧位放下，以防呕吐。

三、注意事项

1. 帮助乳母树立母乳喂养的信心，保持良好的情绪

在分娩后的头几天，有些乳母因分娩时过度疲劳，体力没有完全恢复，泌乳少或晚。育婴员要鼓励乳母坚持频繁喂哺，学会哺乳技巧，随着婴儿吸吮次数的增多，乳汁会慢慢多起来。另外，乳母紧张焦虑的心情会阻碍泌乳反射而推迟产奶，乳母应保持愉快的心情。

2. 早接触、早吸吮、早开奶，开奶前不喂配方奶（包括水）

出生后30分钟内帮助新生儿吸吮乳晕，与乳母肌肤接触，让新生儿尽早吃到珍贵的初乳。新生儿吃了配方奶粉后，对母乳的渴求会下降，对乳房的吸吮和刺激减少，乳汁分泌也会相应减少。

3. 不使用奶瓶、人工奶头、安慰奶嘴

橡皮奶头较长，出奶孔大，吸吮不需费多大的力气，而乳母的乳头较短又大，加之头几天泌乳量有限，吸吮费力。当新生儿用带橡皮奶头的奶瓶喂养后，新生儿会不愿吸吮妈妈的乳头或引起乳头错觉而拒绝吃母乳；

对乳房的吸吮和刺激少了，乳汁会更少，以致形成不良循环。

4. 怀抱婴儿应遵循四个要点

无论采取哪种哺乳体位，怀抱婴儿时都要遵循：①婴儿的头和身体成一直线（不能扭曲）；②婴儿的脸对着乳房，鼻子对着乳头（避免过高和过低）；③乳母抱紧婴儿贴近自己（使婴儿能正确含接）；④乳母让婴儿的头及颈部得到支撑，同时，注意托住婴儿的臀部。

5. 把握哺乳时间

纯母乳喂养期间都要按需哺乳，不限时，不限量，以促进乳汁分泌。

6. 尽量坚持纯母乳喂养 6 个月

纯母乳喂养是指只给婴儿喂母乳，而不给其他任何的液体和固体食物。期间可以遵医嘱服用维生素或矿物质补充剂。6 月龄后开始添加辅食，直至自然断乳。

第二节 母乳的采集与保鲜

当婴儿患病或乳母要上班，无法直接喂哺婴儿母乳时，为了保证母乳不被胀退，育婴员应指导乳母正确采集母乳，掌握母乳保存与加热的方法。

一、母乳的采集

（一）采集母乳前准备

准备消毒过的大口径杯子、玻璃瓶、大口瓶或贮奶袋，乳母洗净双手，用温热水清洁双侧乳房和乳头。

（二）采集母乳步骤

采集母乳有两种方法：人工挤奶、吸奶器挤奶（手工吸奶器、电动吸奶器）。

1. 人工挤奶（现已少用）

（1）乳母取舒适体位，坐或站着均可。

（2）刺激射乳反射：让乳母喝一杯热奶、汤、果汁，或用水温为50℃的温热毛巾敷双侧乳房3～5分钟，热敷要避开乳晕与乳头。

（3）乳母的身体略向前倾，将盛奶容器靠近乳房，乳头对着容器的开口。

（4）用一手拇指和食指分别放在乳晕上、下方（距乳头根部2厘米处的乳晕上），其他手指托起乳房。

（5）另一手拇指及食指向胸壁方向轻轻下压，压力作用在乳晕下方的乳窦上，然后有节奏地一压一放，放松时手不离开皮肤。

（6）每个部位用同样的方法挤压3～5次，将每一根乳导管内的乳汁排空。

（7）一侧乳房至少挤压3～5分钟，待乳汁少了，再挤另一侧乳房，两侧乳房交替，双手可交换使用。为挤出足够的奶，挤奶持续时间应以20～30分钟为宜。分娩头几天，泌乳量较少，挤奶时间可适当延长。

（8）挤奶完成后，挤1～3滴奶涂在乳头上，保护乳头，防止乳头皲裂。

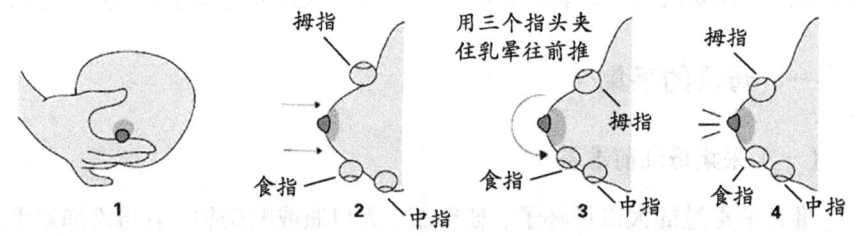

图8-8 挤奶的操作示意图

2. 吸奶器吸奶

（1）手工吸奶器：①挤压橡皮球内的空气，将吸奶器的广口罩紧贴在乳头周围的皮肤上，不能漏气；②放松皮球，将乳头和乳晕吸进吸奶器内，挤压和放松橡皮球，乳汁流进并积存在吸奶器的膨出部。不可将奶汁吸入橡皮球内；③吸出的奶汁倒入消毒储奶瓶或储奶袋内。

（2）电动吸奶器：①连接电源；②吸奶器的广口罩紧贴在乳头周围的皮肤上，不能漏气；③选择开启模式，使奶液随广口罩流入奶液收集瓶内；④将吸出的奶液倒入消毒奶瓶或储奶袋内。

二、母乳的储存

1. 在装满母乳的储奶瓶或储奶袋上贴上标签，注明拔奶日期、时间、存放冰箱位置（冷藏或冷冻）、保鲜时间。

2. 按标签上的标注将储奶瓶或储奶袋放置于冰箱的相应位置，并按时间顺序从左至右排列，先拔出的奶先吃。

3. 挤出后的母乳储存时间与温度详见上篇第三章第二节"母乳喂养"的相关内容。

三、母乳的解冻

1. 温水解冻

从冷冻室拿出储奶瓶或储奶袋放置于冷藏室慢慢解冻退冰。再放置于不高于60℃的水中隔水加热，加热时袋口向上并高于水面，使母乳完全解冻并升至38℃~40℃，加热时间约需15分钟。

2. 温奶器解冻

从冷冻室拿出储奶瓶或储奶袋放置在冷藏室慢慢解冻退冰。将退冰后的奶液连同容器放入温奶器内，连接电源，选择开启模式。

四、注意事项

详见上篇第三章第二节"母乳喂养"中母乳保存和使用时的注意事项。

第三节　配方奶喂养

母亲因各种原因不能喂哺婴儿时，首选配方奶喂哺婴儿。

一、配方奶配制前准备

育婴员衣着整洁，取下首饰，修剪指甲，洗手，戴口罩。备配方奶粉、奶瓶、奶嘴、温水、水温计、婴儿围嘴和纸巾。环境明亮整洁、空气新鲜，有防蚊防蝇设备，擦净台面。婴儿觉醒并发出觅食信号，提前为婴儿更换纸尿裤。

二、配方奶的配置步骤

1. 用干净双手取出奶瓶，手不要触碰瓶口，奶嘴可以暂时放入干净的碗内。

2. 在奶瓶中注入所需的温开水（低于50℃），以保证奶液的营养不被破坏。如果不能把握温度，可以滴数滴温开水于育婴员手腕内侧，以不烫手为宜。

3. 用量匙按需要取出奶粉放入奶瓶。严格按照产品说明书调制配方奶，取奶粉时每勺为一平勺，可以用干净的筷子轻轻刮平。

4. 取出奶嘴，手持奶嘴扣边，小心扣在奶瓶上旋紧。

5. 轻轻地左右晃动奶瓶，确保奶粉完全溶解。

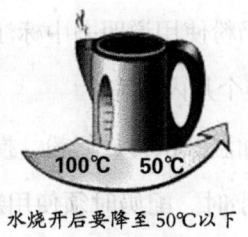
水烧开后要降至50℃以下

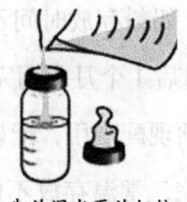
先放温水再放奶粉

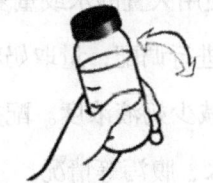
应左右晃动奶瓶，不要上下晃动

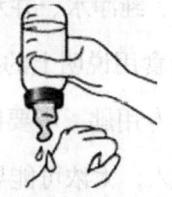
用手腕测试温度是否适宜

图 8-9　冲泡配方奶的注意事项

三、配方奶喂养方法

1. 与婴儿沟通。告诉婴儿该吃奶了，给婴儿戴上围嘴或垫上纸巾。

2. 测试奶温。将奶瓶倒置，将配制好的乳汁滴在手腕内侧皮肤上，以不烫手为准。

3. 给婴儿取舒适体位。将婴儿抱起放在双膝上保持半坐位姿势，让婴儿的头斜枕于左臂上。

4. 喂奶。右手持奶瓶，喂奶时奶瓶要始终保持倾斜，使奶嘴一直处于充满奶液的状态，以避免婴儿吸奶时吸入过量的空气。现在市面上有一种带有吸管的奶瓶，可避免婴儿吃奶时吸入空气。每次喂奶时间约 20 分钟。

5. 擦净婴儿嘴角周围的奶液。

6. 拍嗝。详见本章第一节"母乳喂养"中拍嗝的相关内容。

四、配方奶喂养注意事项

1. 配奶过程遵守无菌操作原则，如配奶后的奶勺不能放回罐内，避免污染奶粉。奶粉开袋须密封防污，罐装奶粉须盖严罐口，常温下存放于干燥阴凉避光处。奶粉存放时间不得超过奶粉使用说明书中标注的时间。一般罐装奶粉开封后 1 个月内用完，袋装半个月内用完。

2. 配方奶须现配现用，配奶时要先加温开水再放奶粉，搅拌均匀。泡好的奶液未吃完，常温存放不能超过 1 小时。配奶时须使用新鲜温开水，不宜使用矿泉水、纯净水、井水；也不宜使用久置的水或重复煮沸的水。

3. 遵照奶粉食用说明上的指示按比例进行调配，量取奶粉时需要使用奶粉袋或罐内的专用匙。不要随意增加或减少奶液浓度。配方奶太稀可影响婴儿的营养摄入，太浓可能导致婴儿脱水、腹泻等情况。

4. 奶嘴大小要合适，奶液滴落的速度应是连续的点滴状。如果奶嘴被婴儿吸瘪，可以慢慢将奶嘴拿出来，让空气进入奶瓶，或是将奶嘴罩拧开，放进空气再盖紧即可。

5. 婴儿吸奶过程中，要时刻观察婴儿是否有效吸吮或呛奶。喂完奶给婴儿拍嗝，让婴儿保持安静状态，不要立即平放在床上或立即换尿裤及进行大幅度运动，以免吐奶。

第四节　婴儿溢奶的处理

新生儿的胃呈水平状态，胃容量相对较小，而且贲门括约肌较松弛，幽门括约肌发育良好，进奶后如果体位改变或哭闹，容易因胃的逆蠕动而引起溢奶。

一、溢奶前准备

备纸巾或纱布、毛巾、衣服。

二、溢奶后处理步骤

1. 溢奶后及时用干净、柔软的纸巾或纱布清理污物。

2. 用温水清洁皮肤，避免污物长时间积聚引起皮肤感染。

3. 更换婴儿被奶液浸湿的衣服。

4. 安抚婴儿，避免不良刺激。

5. 让婴儿保持安静状态，避免再次溢奶。

三、注意事项

1. 奶嘴孔大小适中，若奶嘴过大、婴儿吸入空气过多易导致溢奶。喂哺速度不宜过快、过急，吸吮频率过快时，应调节喂哺速度。

2. 喂哺过程中及喂哺结束后，引导婴儿处于安静状态。

3. 喂哺时尽量保持婴儿清醒，以头高脚低位置斜靠着哺乳，避免平躺着哺乳。

4. 喂哺后轻轻拍嗝。

第五节　婴幼儿科学饮水

水是维持生命必不可少的物质，年龄越小，体内水分所占比例越高。

一、饮水前准备

育婴员和环境准备同本章第三节"配方奶喂养"。备勺子、水杯、奶瓶、碗、温开水。

二、饮水步骤

1. 用勺子喂水的步骤

（1）在碗内倒入适量温开水。用勺子在碗里搅拌一会儿，加速水温下降。用勺子舀一勺温开水滴在育婴员手腕内侧处测试水温，以温热不烫为宜。

（2）给婴幼儿戴上围嘴，竖抱或者斜抱婴幼儿。将盛有水的勺子放到婴幼儿的嘴角，勺内水不要装得太满。

（3）待婴幼儿张嘴时，将勺子缓慢放入婴幼儿嘴角稍向口腔的一侧倾斜。

2. 奶瓶喂水的步骤

（1）在奶瓶内倒入适量温开水，将奶嘴盖在奶瓶上旋紧。将奶瓶内的温开水滴在育婴员手腕内侧处测试水温。

（2）给婴儿戴上围嘴，竖抱或斜抱婴儿。将奶嘴轻轻靠近婴儿嘴边，等婴儿吸入奶嘴后，将水充满整个奶嘴，并将奶瓶略为转动，以防吸入过多空气。

3. 水杯饮水的步骤

（1）在水杯内倒入适量温开水。

（2）将水杯内的温开水滴在育婴员手腕内侧处测试水温。

（3）协助幼儿坐在自己的位子上，一手握杯柄，一手扶杯小口喝水。

（4）注意观察幼儿喝水情况，耐心等待幼儿喝水完毕。

（5）擦净幼儿口周水渍。

（6）清洗消毒用具。

三、注意事项

1. 婴幼儿最佳喂水时间是早晨和午睡起床后，以便提供起床后活动的水分需要。婴幼儿在饭前半小时喝少量水，可促进唾液的分泌，帮助婴幼儿消化食物；睡前不要多喝水，以免影响睡眠。

2. 选择温热的白开水，不喝冰水，喝大量冰水容易引起胃黏膜血管收缩，影响消化或引起肠痉挛，导致腹痛、腹泻。不能用饮料代替温开水，因为饮料中含有大量糖分及较多电解质,长时间潴留胃内,会对胃部产生不良刺激。

3.不在婴幼儿哭泣、呼吸急促或气喘时喂水,以免发生呛咳。婴幼儿喝水时不要逗引。

4.婴幼儿反复呛咳,可能是由于口咽部发育不完善,宜带婴幼儿就医检查。

第六节 婴幼儿就餐管理

婴幼儿就餐管理包括就餐前准备与就餐管理。

一、就餐前准备

育婴员洗净双手、戴好口罩。备肥皂或洗手液、小毛巾、婴幼儿专用餐桌椅、餐具(饭碗、菜盆、匙筷)、围兜。环境清洁、明亮。

二、就餐管理

1.餐前准备

(1)关闭电视,减少噪音。引导婴幼儿就餐,协助婴幼儿清洗双手、戴围兜。

(2)将婴幼儿抱至专用餐桌前或专用餐椅中。

(3)将准备好的饭菜放至餐桌上。

2.餐后整理

(1)给婴幼儿取下围兜,将婴幼儿抱离专用餐桌或餐椅。

(2)清洗婴幼儿脸部及双手。

(3)收拾、清洗和消毒餐具。

（4）擦净餐桌，椅子归位，清扫地面。

三、注意事项

1. 进餐前后嘱婴幼儿勿剧烈运动，提示婴幼儿"再过10分钟就开饭了"，或是告诉他"动画片演完就要吃饭了"，让婴幼儿做好吃饭前准备。

2. 餐前、餐后检查婴幼儿双手是否洗干净，洗手后嘱婴幼儿将双手掌相向立于胸前，不要甩手，必要时协助婴幼儿擦干双手。

3. 彻底洗净餐桌面板，以免藏污纳垢。

第九章　食品制作与用餐

学习目标：
1. 掌握婴幼儿常用食品的制作方法
2. 掌握婴幼儿餐具使用的指导方法
3. 能协助婴幼儿用餐

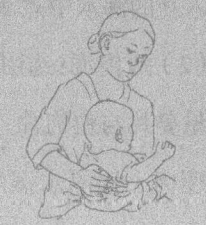

第一节　婴幼儿泥糊状食物的制作

泥糊状食物是指食物中的含水量介于液体食物和固体食物之间的糊状食物，可帮助婴幼儿由液体食物向固体食物过渡。

一、泥糊状食物制作前的准备

育婴员与环境的准备同下篇第八章第三节"配方奶喂养"。原料按婴儿辅食添加顺序选择食物，洗净备好。准备刀、小锅、刨刀、砧板、小碗、过滤网、榨汁机等用具。

二、制作泥糊状食物步骤

1. 果泥类

（1）苹果泥：洗净苹果，用开水烫果皮，消毒刀后，纵向切开苹果。用勺在剖面刮取果肉，使果肉成细泥状。

（2）香蕉泥：选取新鲜成熟香蕉1根，洗净，剥去香蕉皮，撕去白色经络放入碗中，用勺将果肉研成细泥状。

2.菜泥类

（1）蔬菜类：将洗净的青菜放入开水中焯约 10 秒钟，把焯好水的青菜倒入新的沸水中煮 2～3 分钟，用研磨机研成菜泥后使用。

（2）瘦肉泥：选用新鲜的瘦肉（猪、牛、羊和鸡肉均可），去筋膜，切片。取少量姜片与瘦肉片一同放入沸水中煮 1～2 分钟，同时滤去锅中漂浮物。取出瘦肉上锅隔水蒸烂。去除姜片，将瘦肉放入食物研磨机内研成泥状即可。

（3）鱼泥：将干净的鲜鱼切成小块后放入水中煮熟或蒸熟。除去鱼刺、鱼皮。将鱼肉研碎后入锅，锅内加少许温开水。取适量淀粉加水调匀后放入锅内，煮至糊状即可。

三、注意事项

1.所有食物必须新鲜、干净。1 岁以内婴儿食物应无盐、不加调味品。

2.选择少刺的鱼类，如鲈鱼、鳕鱼、沙丁鱼等。

第二节　婴幼儿手指食品的制作

婴幼儿手指食品是指适合婴幼儿用手抓着吃的食物，适合 6 月龄以上的婴幼儿，可锻炼婴幼儿咀嚼、抓握及手眼协调能力，是婴幼儿实现自主进食的第一步。

一、制作前准备

育婴员与环境准备同下篇第八章第三节"配方奶喂养"，原料按婴儿辅食添加顺序选择食物，洗净备用。备流动水、刀、小锅、刨刀、砧板、小碗等用具。

二、制作步骤

1. 蔬菜类

将土豆、山药等洗净、去皮。根据婴幼儿月龄及抓握能力将食物切成合适的形状（片状或条状），蒸/煮至熟软。

2. 水果类

将香蕉或苹果洗净、去皮，切成适合婴幼儿抓握的大小和形状。

3. 肉类

将鸡、猪或牛肉洗净后切成薄的片状或条状，煮至熟烂。

三、注意事项

1. 选择新鲜的食材、应季果蔬。选择肉类做手指食物时，宜选择肉质嫩的肉类或部位，如鸡腿、鸡翅等。

2. 软硬程度合适。最合适的软硬度是婴幼儿能用牙床压碎，而小月龄婴儿给予的手指食物要看起来成形，但用手指、牙龈轻轻一碰就烂。待婴儿的自主进食技能和咀嚼能力有所提高后，可把食物块状、硬度再提高一些。婴幼儿乳牙萌出后，可根据具体情况改变食物形状。

3. 形状大小合适。可把食物切成约5~6厘米的条状，方便婴幼儿抓握。

4. 婴幼儿进食时保持身体坐直，坚持全程看护，以免婴幼儿被食物卡住。

第三节 婴幼儿蔬果汁的制作

新鲜的蔬菜和水果富含多种维生素、微量元素和膳食纤维。蔬果汁是未出牙婴儿获取水分和营养的较好选择。

一、制作蔬果汁前的准备

同本章第一节"泥糊状食物制作前的准备"。

二、制作蔬果汁的步骤

1. 菠菜汁

将去根的菠菜洗净,切成段,放入沸水焯 1 分钟,捞出倒入新的沸水中煮 2～3 分钟,捞出倒入榨汁机,加适量温开水,打成泥汁状。过滤后备用。

2. 胡萝卜汁

将胡萝卜去皮和两头,切成小丁。取 50 g 胡萝卜小丁放入小锅中,加入 50 g 清水,蒸煮至软烂,然后放入榨汁机中,加入 15～20 mL 温开水,打成泥汁状。过滤备用。

3. 橙汁

橙子去皮去筋切成小块,倒入榨汁机,加适量温开水,通电,搅拌成汁,过滤备用。

三、注意事项

1. 选择新鲜时令蔬果,现榨现饮。

2. 叶类蔬菜煮 2～3 分钟,根茎类蔬菜蒸 15 分钟左右,胡萝卜较硬,蒸煮时间宜适当长一些。

3. 一般非纯母乳喂养婴儿满 4 个月后,便可食用鲜榨果汁和菜汁。鲜榨混合蔬果汁宜 12 个月以上的幼儿食用。

4. 过敏体质的婴幼儿应避免易引起过敏的原料,如芒果、草莓等。使用单一果汁较好,避免饮用混合果汁。

5. 水果不能代替蔬菜，蔬菜和水果在营养成分和健康效应方面各有特点。

6. 果汁不能代替水果。果汁加工过程中会使水果中的营养成分如维生素C和膳食纤维等损失，适合在乳牙未萌出前食用。当婴儿能够进食半固体和固体食物时，应选择果泥或水果条。

第四节 婴幼儿点心的制作

婴幼儿除了一日三餐及乳类食品外，上午和下午需要吃些点心，以补充营养，并带给婴幼儿美好期待和快乐的体验。

一、制作点心前的准备

同本章第一节中的"泥糊状食物制作前的准备"。

二、制作点心的步骤

1. 南瓜饼

（1）准备南瓜50g，配方奶50mL，鸡蛋1个（未食用过蛋清的婴幼儿可以只取蛋黄），低筋面粉50g，料理机，磨具，核桃油。

（2）将南瓜洗净、削皮、切片、蒸熟、晾凉。

（3）将南瓜、配方奶、鸡蛋、低筋面粉混合放入料理机中打匀。

（4）选择婴幼儿喜欢的磨具，磨具内涂抹少量核桃油，倒入混合均匀的上述液体。

（5）盖上保鲜膜，用牙签在保鲜膜上扎几个洞眼。上锅蒸20分钟即可。

2. 水果羹

（1）食材准备：苹果、梨子、橘子、菠萝、黄桃、火龙果、椰果、冰糖、淀粉。

（2）选2～3种新鲜水果洗净、削皮、去核，将果肉切成小丁状。

（3）将水果小丁放入煮锅里，加适量水淹没烧开，再放入椰果、冰糖再煮3～5分钟，待冰糖融化，加入水、淀粉勾芡即可。

3.赤豆粥

（1）原料准备：大米、赤豆、枸杞、糖桂花、百合、莲子、冰糖。

（2）枸杞、糖桂花、百合或莲子任选两样，干货需清洗干净后，浸泡1～2小时（枸杞除外）。取赤豆适量，清洗浸泡2小时。

（3）淘净适量大米放入煮锅里，加入赤豆及上述任选的两样食材，加适量水烧开后再慢火煮半小时。加冰糖适量，烧开融化即可。

三、注意事项

1.不能以点心替代主食，控制点心进食的量和次数，进食时间安排在两顿主餐之间，距离下顿主食至少2小时。

2.点心应符合健康原则，尽量选用天然、新鲜的原材料在家制作。经工业加工、纯热量食品及果冻、原粒花生等细小坚果类食品不宜作为婴幼儿点心。

3.进食点心后要漱口或喂服温开水清洗口腔。

第五节 协助婴幼儿用餐

随着婴幼儿月龄的增长，育婴员应帮助婴幼儿逐步达到与家人一致的规律性进餐模式，并学会自主进食。

一、用餐前准备

育婴员与环境准备同下篇第八章第三节"配方奶喂养"。婴幼儿洗净面部及双手，对其进行餐前引导，关闭电视，减少噪音。备肥皂、小毛巾、婴幼儿专用餐桌椅、餐具（饭碗、菜盆、匙筷）、围兜。

二、用餐的步骤

1. 将婴幼儿置于餐椅内，将备好的食物放置餐桌上。

2. 婴儿7月龄开始训练其用手抓食物。首先育婴员给婴儿一块合适的手抓食物，然后也拿着同样的手抓食物，张大嘴巴，将其放进嘴里。育婴员边讲边演示，让婴儿模仿。

3. 1岁开始让幼儿右手持勺，使用勺子进食。育婴员握住幼儿持勺的手，慢慢地将食物送入幼儿嘴中。育婴员边指导边协助幼儿用勺进食。

4. 3岁开始让幼儿右手持筷，使用筷子进食。育婴员示范用拇指、食指、中指捏住一根筷子，用虎口和无名指压住另外一根筷子，教幼儿模仿用筷子夹取食物送入嘴中。

三、注意事项

1. 训练应在育婴员的照看和帮助下进行，防止发生意外。

2. 在婴幼儿学习将手抓食物送进嘴巴的过程中，应将块状食物一块一块地给婴幼儿。婴幼儿在尝试进食时，应及时引导与鼓励。

3. 幼儿在开始使用小勺或筷子的时候，会浪费一些食物或将食物粘到手上、脸上、地上，育婴员要有耐心，适时地鼓励、赞扬。让幼儿愉快地学习用勺、用筷子。幼儿虽然不能喂饱自己，但也要逐渐放手让其慢慢学会。

4. 进餐时不看电视、玩玩具，每次进餐时间不超过20分钟。

第六节　婴幼儿餐具的使用

婴幼儿要学会自己独立进餐，首先要学会使用餐具，餐具包括匙子、筷子、碗和水杯等。

一、使用餐具前准备

同本章第五节中的"用餐前准备"。

二、使用餐具步骤

1. 碗具的使用

1岁以内婴儿需育婴员协助，1岁以上幼儿可用带吸盘碗具，将碗具固定于餐桌上。

2. 匙子的使用

（1）自由发挥：碗具中装一些容易压碎的大块食物，比如豆腐、鸡蛋黄等。让婴幼儿右手持匙在碗里练习将食物分块。

（2）游戏：碗具中装一些有颜色的食物，比如红豆、绿豆、花生等。婴幼儿右手持匙，将食物从一个碗里搬到另一个碗里，鼓励他用匙舀食物。

（3）学习：同本章第五节"协助婴幼儿用餐"。

3. 筷子的使用

同本章第五节"协助婴幼儿用餐"。

4. 水杯的使用

教幼儿右手抓住水杯把手或双手握住水杯中部，育婴员握住幼儿右手，慢慢将水杯靠近幼儿嘴边，教幼儿小口喝水。

三、注意事项

1. 婴幼儿的食物必须符合年龄要求，食物必须自然放凉，育婴员不可用嘴吹凉食物。

2. 幼儿初学用匙会因舀不住食物而厌烦急躁，可以先让幼儿试着用匙子自己喝汤，待其动作慢慢熟练后再试着用匙子舀固体食物。育婴员可协助其把食物拨到小匙里，并及时鼓励激发其使用匙子的欲望。也可以抓着幼儿的手，引导其练习。

3. 让幼儿练习往嘴里送食物，当能舀起食物后，就要鼓励他尝试往嘴里送食物，这个过程可以让幼儿体会自己用匙子吃饭的成就感。

4. 使用筷子时不要给幼儿其他餐具，让幼儿慢慢习惯只用筷子来进餐，在没有选择的时候，进步会更快。

第十章 排泄与睡眠

学习目标：
1. 掌握诱导婴幼儿排便及便后处理的方法
2. 掌握婴幼儿卧具的准备及促进其入睡的方法

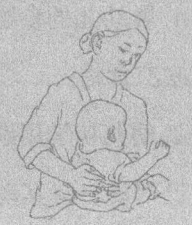

第一节 诱导婴幼儿排便

当婴幼儿能够听懂大人的指令，对排便有了自主意识时，育婴员可以诱导婴幼儿自主排便。

一、诱导排便前准备

育婴员准备同下篇第八章第三节"配方奶喂养"准备，有独立安静的空间，备卫生纸、坐式坐便器，婴幼儿有排便征兆。

二、诱导排便步骤

1.熟悉婴幼儿有便意的反应，如婴幼儿蜷缩到安静的地方，停止玩耍；蹲坐或正在大小便中的婴幼儿会抓住尿布，发出"咕哝"声，双脚交叉等。

2.根据婴幼儿具体情况选择坐式坐便器、跨越式坐便器和坐厕圈等。

3.训练排便

（1）训练婴幼儿表达大小便的要求，理解育婴员的语言，模仿成人，自己脱下裤子蹲盆或上厕所。

（2）8～9月龄以后的婴儿能坐稳后逐步培养坐便（开始可以扶背坐盆），要及时鼓励和表扬其学会了坐便，训练婴幼儿坐便时要专心，不要嬉戏，不要进食，要控制好时间，一般不超过5分钟。

（3）2岁的幼儿乐于接受大小便训练，3岁左右的幼儿要训练坐便后自己穿裤子。

4. 便后整理，及时清洁消毒便器。

三、注意事项

1. 使用合适的便盆，并将便盆放在固定位置。婴幼儿喜欢模仿，育婴员可向婴幼儿示范动作。根据气候的变化和经验把握婴幼儿大小便间隔的时间，提前几分钟提醒婴幼儿。

2. 引导婴幼儿逐步学习。如训练婴幼儿向成人表示便意，自己脱裤子，使用卫生纸，洗手等。只要有点滴进步，就及时给予鼓励和表扬。

3. 在训练中无须对婴幼儿反复、频繁地提出大小便的要求，以免干扰婴幼儿的活动和情绪，造成婴幼儿紧张、焦躁不安或逆反心理。

4. 适度延长尿布的使用时间。一般在学习使用便盆时，让幼儿同时使用尿布等。掌握规律后，逐步从白天不用尿布到晚上也不用尿布。

5. 用语言交流，幼儿在18月龄到24月龄期间，可以与成人沟通。让幼儿自己决定蹲坐便器或到厕所大小便。2岁以后的男孩要培养站立小便的习惯。

第二节　婴幼儿便后清洁

为婴幼儿进行便后清洁对预防泌尿系统感染至关重要。

一、便后清洁前的准备

育婴员洗手、修剪指甲、去除首饰，备盛有温水（37℃～40℃）的婴幼儿专用小盆、小毛巾、纸巾、干净尿布、棉签、护臀膏、污物桶。环境温度26℃～28℃，湿度55%～65%。

二、便后清洁步骤

1. 小便后清洁

（1）解开尿布，用尿布干净面或纸巾从前向后擦去尿液，尿布向内对折后垫在婴幼儿臀下。

（2）清洁外阴和臀部：①用温湿毛巾由上向下擦洗腹部、腹股沟、大腿根部所有皮肤褶皱处；②举起婴幼儿双腿，擦洗外阴部，由会阴向肛门擦洗，以防肛门处细菌进入女婴阴道；③擦洗顺序：外生殖器—会阴—左侧臀部—右侧臀部—肛门，详见图10-1。洗净臀部后用干毛巾或纸巾吸干臀部水分，让婴幼儿臀部暴露在空气中片刻（约1分钟），冬天注意保暖；④用棉签蘸取适量护臀膏均匀涂抹在婴幼儿臀部，撤去脏尿布，换上干净尿布；⑤整理用物。对尿布进行清洁消毒。

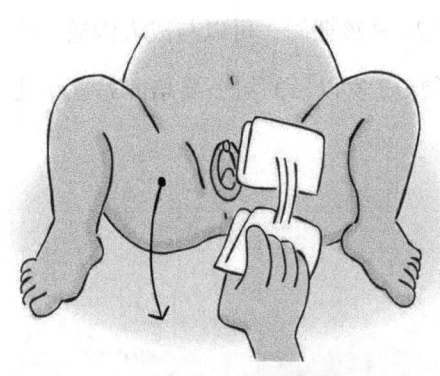

图10-1　外阴清洗顺序

2.大便后清洁

（1）解开尿布，用尿布干净面或纸巾由前向后轻轻擦去粪便，撤去脏尿布，折卷后取下放入污物桶。

（2）清洗臀部。左手抓住婴幼儿的大腿根部，分开两腿，右手用温湿小毛巾从上向下清洗外阴部、大腿根部、臀部，最后清洗肛门。边洗边与婴幼儿温柔讲话。

（3）其余同小便后清洁。

三、便后清洁的注意事项

1.清洗臀部要用婴幼儿专用盆和专用毛巾。

2.女婴外阴臀部清洗遵循"从前往后"的原则。男婴臀部清洗时要用手指轻轻托起阴囊，仔细清洗阴囊的背面、外生殖器，清洁阴茎时手要轻轻拿着阴茎。

3.清洁时动作轻柔，清洗时注意是用毛巾吸干水分而不是擦干，以免损伤婴幼儿的皮肤。

第三节 婴幼儿更换尿布

正确、及时为婴幼儿更换尿布，可以保持臀部皮肤清洁、干燥，预防臀红，让婴幼儿更舒适。

一、更换尿布前准备

同本章第二节"婴幼儿便后清洁"的准备。备大小合适的一次性纸尿裤、尿片，盛有温水的专用盆，小毛巾或干湿两用巾，鞣酸软膏或护臀霜，垃圾桶，棉签。一般在婴幼儿吃奶前或吃奶后半小时，取舒适体位更换尿布。

二、更换尿布步骤

1. 更换尿布

（1）与婴幼儿进行言语沟通，告诉婴幼儿该换尿布了。解开尿布，露出臀部。

（2）撤下尿布，育婴员一手提起婴幼儿双腿，将腿和臀部轻轻抬起，另一只手用尿布的干净面从前向后擦去腹部、腹股沟、会阴、臀部等处的污物。

（3）将尿布向内对折，垫在臀下。

（4）清洁臀部，同本章第二节"婴幼儿便后清洁"。观察是否有臀红（"红屁股"）。

（5）涂护臀膏，换上尿布。一手提起双腿，使臀部略微抬高，另一手取出臀下污染尿布，折卷后放入污物桶。把干净尿布放至臀下，用棉签在臀部滚动涂抹护臀膏。将尿布带子从后面送到前面，系好带子后能容纳一手指，松紧适宜。

2. 更换尿裤

（1）与婴幼儿进行言语沟通，告诉婴幼儿该换尿裤了，解开尿裤。

（2）婴幼儿取仰卧位，打开包被，解开原尿裤魔术贴，将魔术贴贴合在尿裤边缘，打开尿裤，育婴员一只手抓住婴幼儿的两个脚踝，轻轻上抬，另一手用原尿裤上端洁净处轻拭会阴部及臀部，并以此盖上污物部分，垫于婴幼儿臀下，详见图10-2。

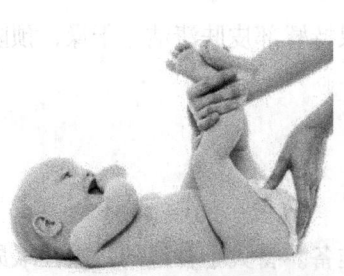

图10-2　更换尿裤轻轻提起婴幼儿双脚

（3）清洁臀部，同本章第二节"婴幼儿便后清洁"。

（4）育婴员一手抓住婴幼儿的两个脚踝，轻轻上抬，另一手取下污染尿裤，再将准备好的清洁尿裤垫于臀下，上端紧贴患儿腰部，放下双足。

（5）观察臀部皮肤情况，可常规使用护臀膏，用护臀霜或油剂及油剂药物前切记先晾干后再涂抹。如出现尿裤皮炎或皮肤破损，须及时就医。

（6）将婴幼儿尿裤垫于臀部后，将魔术贴对准尿裤上的刻度，左右两边对齐粘贴好，松紧合适。

（7）打开脏尿裤，观察大便性状（如有异常需留取标本及时就诊），然后将尿裤折叠，粘牢魔术贴后扔进污物桶内。整理用物、洗手。

三、注意事项

1. 备齐用物。以避免找不到东西而慌乱或离开婴幼儿导致意外。

2. 勤换尿布（尿裤）。使用一次性尿裤，一般 3～4 小时换一次；若使用尿布，则湿了即换。

3. 如果婴幼儿会阴部粘有大便，宜用湿热毛巾按要求清洁，尽量避免用湿纸巾代替温水清洗。

4. 脐带未结痂脱落时，尿布（尿裤）不要盖住脐带残端，可将尿布（尿裤）往内折或往外翻至脐部下，或使用肚脐凹形设计的纸尿裤，以免脐带残端与纸尿裤摩擦，致皮肤损伤。

5. 尿布的系带应松紧适度，系得过松尿布易脱落或造成大便外溢，系得过紧会影响腿部的自由活动。更换尿布后男婴的"小鸡鸡"要往下放平，以免压迫和尿液渗湿至脐部。

6. 脏尿布宜用肥皂（勿用洗衣粉）去污，洗净后用开水烫大约 5 分钟后再晒干备用。

7. 换尿裤时不能强行将婴幼儿膝关节拉直，或双腿并拢，以免腿部肌肉紧张，使股骨头错位引起臼窝发育不良，导致髋关节脱位。

第四节　婴幼儿睡眠卧具的准备

为婴幼儿准备舒适的睡眠卧具，对于促进婴幼儿睡眠具有重要意义。

一、铺卧具前准备

育婴员洗净双手，脱去上衣，必要时戴上口罩。环境安静，室内光线稍暗、温度适宜、空气清新。备有围栏的婴儿床、床垫、枕芯、小棉毯、床单、枕套、被套各1个，按床垫→枕头→被子的顺序整齐地放在床边。

二、铺卧具的步骤

1. 放下床围栏，铺平婴儿床的床垫。将床单拉开，从床头铺至床尾，保持平整。

2. 给枕芯套上枕套，给小棉毯套上被套。

3. 从床头到床尾将被子折成筒状，近侧处翻开一角，关上围栏。

三、注意事项

1. 铺床前半小时开窗通风，先用湿毛巾擦拭床单位，再用干毛巾擦去水分。

2. 小棉毯套被套时动作要轻巧，以免棉絮飞扬，影响空气质量。

3. 睡眠床上不可放有锐角的玩具或堆放暂时不用的衣物，以免伤害到婴幼儿。

第五节 安抚婴幼儿入睡

婴幼儿年龄越小,需要的睡眠时间越长,培养婴幼儿按时入睡,有助于婴幼儿养成良好的睡眠习惯。

一、安抚婴幼儿入睡前准备

育婴员与环境准备同本章第四节"婴幼儿睡眠卧具的准备"。备婴幼儿玩偶,为婴幼儿沐浴更衣,换好干净的纸尿裤。

二、安抚婴幼儿入睡的步骤

1. 横抱婴幼儿入睡。当婴幼儿已经处于浅睡眠状态,但是不愿意一个人睡在床上时,育婴员可把他抱在臂弯里,让婴幼儿躺在怀里入睡后再放到床上。

2. 轻拍婴幼儿入睡。当婴幼儿还不能单独一人待在床上睡觉时,育婴员用手以每分钟60下的节奏,轻拍婴幼儿的背或臀部,再非常缓慢地将手移开。

3. 陪伴入睡。依偎着婴幼儿,讲故事或唱摇篮曲安抚其入睡。

4. 入睡困难的处理方法

(1)怀抱入睡:育婴员可以抱着婴幼儿轻轻摇或散步让其入睡。

(2)深睡眠后再放到床上:婴幼儿深睡眠时脸部的活动和身体的动作停止了,呼吸变得较有规律,肌肉完全放松,握着的拳头松开了,手脚无力地悬着,此时放到床上不易惊醒。

(3)陪伴入睡:有些难以入睡的婴幼儿需要陪着睡一会儿才会安心入睡。

(4)对于某些婴幼儿,睡眠时喜欢被薄毯裹得紧一点或怀抱宠物玩具,可尽量满足婴幼儿要求,让其安心入睡,减轻分离焦虑。

（5）对于稍大的婴幼儿，育婴员可以讲一些优美的故事帮助婴幼儿认识夜晚，减轻恐惧，帮助婴幼儿入睡。对因为天黑更显得害怕分离而哭闹的婴幼儿，育婴员可以通过抱起婴幼儿，轻拍婴幼儿的身体，或者轻轻唱摇篮曲等方法安抚婴幼儿。

（6）如果婴幼儿夜间哭吵，可轻轻地拍拍其身体，婴幼儿感觉有人在身边，不再害怕，就可再次进入梦乡，如果正好是哺乳时间，只要轻轻地把婴幼儿抱起来喂哺，婴幼儿吃饱后就可很快入睡。

三、注意事项

1. 入睡后观察婴幼儿的睡姿、脸色，被子是否捂住口鼻，是否出汗等。

2. 避免一切妨碍睡眠的因素，如声光刺激、夜间多次进食、饥饿、过饱等。避免不必要的打扰，如在其安睡时进食、换尿布、唤醒、抱起，应任其按生理规律熟睡。

3. 养成和保持早睡早起的习惯，按时入睡，醒即起床，合理安排日间小睡，保证高质量的睡眠。

第十一章 婴幼儿盥洗

学习目标：
1. 掌握婴幼儿五官清洁的方法
2. 掌握婴幼儿皮肤护理方法
3. 掌握为婴幼儿修剪指（趾）甲的方法

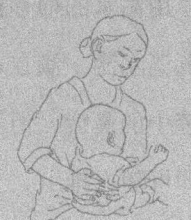

第一节 婴幼儿五官的清洁

五官清洁主要包括眼、耳、口、鼻的清洁，在正常情况下无须特别护理，保持五官清洁就可以了。

一、五官清洁前准备

育婴员、婴幼儿和环境准备同下篇第十章第三节中的"更换尿片前准备"。备面盆、小毛巾、冷水、热水、消毒棉签、污物桶。

二、五官清洁步骤

1. 清洁眼睛

婴儿取平卧位，幼儿可取坐位。育婴员一手固定婴幼儿头部，另一手由眼睛内眦到外眦轻轻用消毒棉签擦去眼睛分泌物，1根棉签只能擦拭1次，擦拭后用清洁的温湿毛巾清洁眼部。如分泌物较多，可用消毒棉球蘸水清洁眼部。

2. 清洁鼻腔

婴幼儿取平卧位，肩下垫枕头，使头略仰起；育婴员一手固定婴幼儿头部，用沾水的棉签擦拭鼻腔，鼻涕用干棉签轻轻卷拭出来，鼻痂用消毒棉签蘸温水滴一滴在鼻腔中，待1～2分钟鼻痂软化后再用干棉签轻轻卷拭鼻腔中的鼻痂，但不可过深。或用软物刺激鼻黏膜引起喷嚏，鼻腔的分泌物即可随之排出。

3. 清洁耳部

育婴员面向婴幼儿，一手固定其头部，另一手用温湿毛巾轻轻擦拭耳郭和耳的背面，用消毒干棉签清洁外耳道的浅表处并吸干水迹，不要把棉签伸入外耳道。婴儿吐奶、啼哭时奶液和眼泪会顺着脸颊流向耳郭，应及时擦洗干净。不要让婴儿躺着喝奶。

4. 清洁口腔

（1）喝水法：在婴儿未出牙前定时给婴幼儿喝温开水以清洁口腔，尤其是进食后和临睡前，以冲干净口腔内残留的奶液和食物，保持口腔清洁。

（2）擦拭法：取仰卧位，暴露口腔，育婴员用消毒纱布或软帕蘸湿，一手固定婴儿头部，另一手将裹有纱布的食指深入婴儿口腔，轻轻擦拭腭部、牙龈、舌头。

三、注意事项

1. 清洁鼻痂时手要支撑固定婴幼儿的头颈部，调整顺手的姿势后再清洁，切勿用镊子强力夹出。喂奶后不要做鼻腔清洁，清洁时婴幼儿容易哭，易致呕吐。

2. 育婴员为婴幼儿清洁口腔前后要清洗双手，用物经过消毒方可使用。纱布不可过湿，防止婴幼儿将溶液吸入呼吸道。纱布要夹紧，防止纱布掉到口腔后部，堵住咽喉部造成窒息。注意勿触及婴幼儿咽部，以免引起恶心。

第二节 婴幼儿皮肤护理

对婴幼儿实施正确的皮肤护理，可有效预防多种皮肤疾病如湿疹、痱子和脓疱疮等的发生。

一、护理前的准备

同下篇第十章第三节中的"更换尿布前准备"，另备婴幼儿专用面霜。

二、护理步骤

1. 沟通

用温柔的眼神或言语和婴幼儿沟通，告诉婴幼儿要进行皮肤清洁了。

2. 清洁

婴幼儿清晨起床或睡觉前，用柔软的毛巾浸温水给婴幼儿擦脸。每晚临睡前给婴幼儿洗澡，若是寒冷的冬天，可选择擦浴或局部清洁，如清洁双手、双脚以及臀部。遇褶皱处皮肤，应轻轻撑开用温热湿毛巾擦拭，再用吸水性好的干毛巾充分印干。

3. 保湿

平时多给婴幼儿喂水。脸部清洁完毕后，把面霜点在婴幼儿脸蛋上。

4. 按摩

面霜先从婴幼儿额头向两边推开，轻轻按摩，从脸蛋开始打圈圈，从眼角下开始往两边，从下巴中间开始往上揉。

5. 防晒

婴幼儿外出时要注意给婴幼儿防晒，特别是强烈的阳光下，可选择防晒帽、遮阳伞、温和无刺激的婴儿防晒霜等。

三、注意事项

1. 给婴幼儿洗脸或洗澡时水温不宜过高，38 ℃～39 ℃较为合适。不用粗糙的毛巾给婴幼儿擦脸，不用碱性大的香皂给婴幼儿清洁，婴幼儿洗护用品要专人专用。

2. 清洁后及时涂抹婴幼儿保湿霜。按摩动作要轻柔，不要将面霜误入婴幼儿眼睛。

3. 尽量不用爽身粉，必须用时，防止爽身粉进入婴幼儿眼、鼻、口腔。女婴的外阴不要用爽身粉。

第三节　婴幼儿擦浴与沐浴

擦浴与沐浴可以清洁皮肤，促进皮肤血液循环，预防皮肤感染。

一、沐浴与擦浴前准备

同下篇第十章第三节"更换尿布前准备"。备婴幼儿衣物、大浴巾、婴儿浴液、洗澡盆、水温计、污衣篓。

二、沐浴与擦浴步骤

1. 沐浴

（1）准备38 ℃～39 ℃热水于婴幼儿专用澡盆中，用水温计或手腕测试水温。

（2）呼唤婴幼儿乳名，与其进行语言沟通，帮婴幼儿脱衣，擦洗面部，同下篇第十一章第一节"婴幼儿五官的清洁"。

（3）清洗头部：反折双耳郭，堵住外耳道，挤适量婴幼儿洗发露于手上揉搓出泡沫,将泡沫放在婴幼儿头上打圈,再用清水洗干净,用干毛巾轻轻擦干头发。

(4)育婴员左手握住婴幼儿左肩及腋窝处,使其头颈部枕于操作者前臂,用右手握住婴幼儿左腿靠近腹股沟处,使其臀部位于育婴员手掌上,轻放婴幼儿于水中。

(5)清洗身体前面:育婴员松开右手,用小毛巾淋湿婴幼儿全身,取适量沐浴液按顺序擦洗颈、臂、手、胸、背、腿、脚、会阴、臀部,用毛巾沾水洗净,尤其要洗净颈、腋下、腹股沟、手心、指(趾)缝等皮肤皱褶处。注意左手始终握住婴幼儿。

(6)清洗后背:右前臂托住婴幼儿胸部,右手虎口握住婴幼儿腋下,将婴幼儿头偏向一侧靠在育婴员前臂上,使其重心缓慢前移,清洗后背及后面的脖颈部。同时注意观察耳后皮肤有无异常。

(7)洗毕,育婴员左手托起婴幼儿的臀部,婴幼儿趴在其前臂上,将婴幼儿抱出水面迅速放在干爽的浴巾上印干婴幼儿皮肤上的水。必要时用棉签蘸水擦净女婴大阴唇及男婴包皮处污垢,用棉签蘸酒精护理肚脐。

(8)用棉签取适量护臀膏均匀涂抹在肛周,兜好尿裤,穿好衣裤。

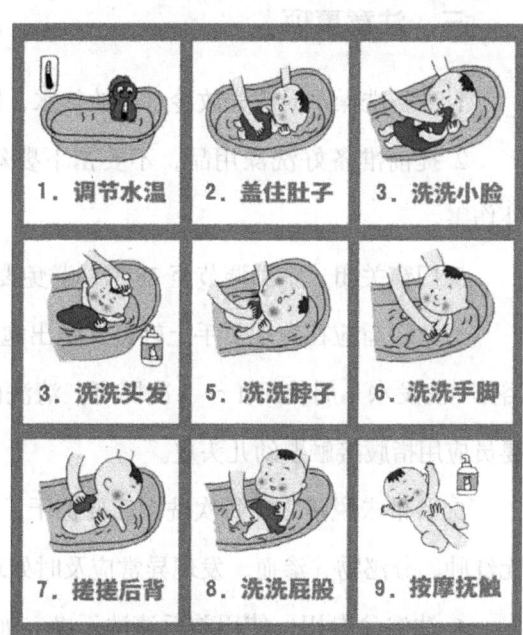

图 11-1 婴幼儿洗澡步骤示意图

2. 擦浴

（1）将婴幼儿专用浴盆盛38℃～39℃温水带至婴幼儿床旁。

（2）育婴员用右手拿着小毛巾，先将婴幼儿的眼睛擦净，然后擦脸，再擦耳部、耳后；最后擦洗头部，若头部有血肿，应避免过多碰触，但头部血痂及污垢应轻轻擦洗干净。

（3）搓洗毛巾后，擦洗婴幼儿的颈部，特别要注意颈下和颈后皮肤皱褶部位。擦浴时应观察婴幼儿全身有无异常。

（4）解开婴幼儿的衣物，用毛巾依次擦洗胸部→腋下→腹部→背部→上肢→手掌；清洁毛巾后再擦洗会阴部→臀部→下肢。擦洗过程中应多次搓洗毛巾。

（5）擦洗完毕，迅速为婴幼儿穿上洁净的衣服。

三、注意事项

1. 准备洗澡水时应先放冷水后放热水，以免引起烫伤。

2. 提前准备好洗澡用品，不要留下婴幼儿独处，以免发生坠落等意外伤害。

3. 门窗关闭，室温调节至28℃，避免婴幼儿受凉。

4. 沐浴露应在育婴员手上轻轻揉搓出泡沫后再涂抹在婴幼儿身上，沐浴露/洗发水1周使用1～2次即可。清洗面部不能用肥皂，洗头发时育婴员应用指腹接触婴幼儿头皮。

5. 脐带未脱落之前每次洗澡后要擦干，用酒精消毒肚脐，观察脐部有无红肿、分泌物、渗血，发现异常应及时处理。

6. 沐浴盆专用，使用前后清洗干净，如果洗澡前婴幼儿臀部有大便，应先清洁干净再洗澡。

7. 如婴幼儿在沐浴过程中出现呼吸、心率的异常，并伴有缺氧发绀等情况，应立即停止沐浴及时就医。

8. 沐浴时勿使水进入婴儿眼、耳、鼻、口中。

第四节　婴幼儿剪指（趾）甲

婴幼儿的指（趾）甲太长，容易划伤婴幼儿皮肤且藏污纳垢，适时、正确的修剪尤为重要。

一、剪指（趾）甲前准备

育婴员穿戴整洁，取下首饰，洗手，温暖双手。备婴儿专用指甲剪（钳），纸巾1张。室内环境温度适宜，光线充足。在婴幼儿处于安静或熟睡状态时修剪。

二、剪指（趾）甲步骤

1. 婴幼儿平躺时，育婴员同方向、同角度握住婴幼儿一侧小手，如抱着婴幼儿时：婴幼儿背靠育婴员胸前，然后同方向地握住婴幼儿的一只小手。

2. 分开婴幼儿的五指，捏住其中一个指头剪。剪完一个指甲再剪下一个指甲。先剪中间再修两头，避免把边角剪得过深。修剪下来的指甲丢在纸巾上，指甲修剪完毕用纸巾包裹好，指甲及时丢入垃圾桶内。

3. 用指甲剪上的锉刀为婴幼儿的指甲轻轻打磨，使指甲盖光滑。育婴员可用指腹沿婴幼儿的指甲边摸一圈或握住婴幼儿的小手在手上滑行，发现尖角或尖锐感应再次打磨。剪趾甲同以上步骤。

4. 消毒指甲剪（钳），婴幼儿和育婴员洗手。

三、注意事项

1. 环境光线要充足。育婴员能够很清楚地看到婴幼儿的指（趾）甲，避免光线不足剪伤手（脚）指（趾）。

2. 尽量在婴幼儿熟睡时用婴幼专用指甲剪剪指（趾）甲。不要强迫婴幼儿剪指（趾）甲，勿强硬控制婴幼儿的小手（脚）给他修剪指（趾）甲，这样不但会引起婴幼儿的抵抗情绪，还可能会误伤他。

3. 1 周左右修剪 1 次指（趾）甲较合适。

第十二章 婴幼儿出行照护

学习目标：
1. 掌握婴幼儿穿脱衣服的方法
2. 掌握正确包裹婴儿的方法
3. 掌握正确背、抱婴幼儿的方法

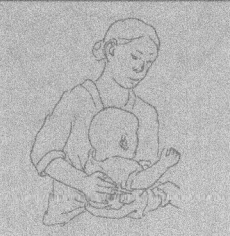

第一节 婴幼儿穿脱衣服

婴幼儿每天需要更换衣服，有时甚至需要多次更换，特别是碰到婴幼儿手脚有伤时，更要掌握其穿脱衣服的要领。

一、穿脱衣服前准备

育婴员穿戴整齐，仪表端庄，态度亲切，修剪指甲，取下首饰及胸前饰物，洗净并温暖双手。备齐婴幼儿要更换的衣服和尿片等。环境清洁、明亮，室内温湿度适宜，婴幼儿心情愉悦。

二、穿脱衣服的步骤

1. 与婴幼儿进行言语交流，亲切地告诉婴幼儿该换衣服了。
2. 将胸前开口的衣服打开，平放到床上。
3. 将婴幼儿平躺至衣服上，婴幼儿的上肢与衣袖重叠，育婴员一只手将婴幼儿的手送入衣袖，另一只手从婴幼儿衣袖口伸进衣袖，慢慢将

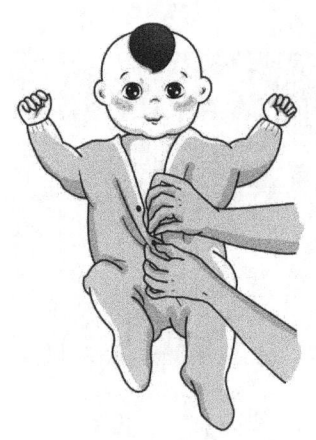

图 12-1 婴幼儿穿脱衣服

婴幼儿的手拉出衣袖，同时育婴员的另一只手将婴幼儿衣袖向上拉。用同样的方法穿对侧衣袖。

4.将穿好的衣服拉平，整理好，将系带系至胸前。

5.穿裤子时，先把裤腿折叠成圆圈形，育婴员的手从裤尾端伸入后握住婴幼儿的足腕，将裤子向上提。同样的方法穿对侧裤脚，将上衣扎进裤子内，系好裤带。

6.抱起婴幼儿或帮助婴幼儿取舒适卧位，整理用物，洗手。

三、注意事项

1.婴儿尽量穿开衫系带的衣服，安全且方便穿脱。

2.穿脱衣裤时盖住婴幼儿肚子，秋冬穿脱衣服时注意保暖，必要时提高室温，避免着凉。

3.穿套头衣服时，用手撑开领口，避免衣领太紧弄到婴幼儿的耳朵、鼻子；穿连体衣服时，先将一侧肢体的上臂和下臂穿好后，再穿对侧的上臂和下臂；穿有拉链的衣服拉拉链时，先将衣服稍微提起，以防拉链夹伤婴幼儿的皮肤。

4.穿脱衣服尽量不要在喂奶时及奶后半小时内进行，以免引起婴幼儿呕吐。有胃食道反流易呕吐的婴幼儿，穿脱衣服过程中婴幼儿应始终处于头高位。

5.如果患儿一侧肢体有伤，穿衣服时应先穿患侧，后穿健侧；脱衣服时应先脱健侧，再脱患侧。

第二节 包裹婴儿

包裹婴儿的手脚可以让婴儿重温在妈妈子宫中的安全感，同时也可帮助婴儿保持体温。

一、包襁褓前的准备

育婴员及环境准备同上一节"婴幼儿穿脱衣服"，备襁褓巾（大小以120厘米×120厘米为宜）、包被或毯子。提前为婴儿更换纸尿裤。

二、包裹步骤

1. 与婴儿进行言语或眼神的交流，轻声呼唤婴儿乳名，告诉婴儿接下来该包襁褓了。

2. 将襁褓巾呈菱形铺在一个平坦的地方，如床上或铺有软垫的打包台上，将襁褓巾上角折下约15厘米。

3. 将婴儿仰面放在襁褓巾上，肩部略低于折叠处。

4. 将婴儿的右手臂肘部略微弯曲，平放于婴儿身体上，将襁褓巾靠近婴儿右手的一角拉起来盖住婴儿的身体，并把边角从婴儿的左边手臂下侧掖进婴儿身体后面。

5. 将襁褓巾的下角（婴儿脚的方向）折回来盖到婴儿的下巴以下。

6. 把婴儿左手手臂肘部略微弯曲，紧贴婴儿身体，将婴儿左手边的一角拉向身体右侧，并从右侧掖进身体下面。有些婴儿喜欢胳膊能自由活动，就只要包住婴儿腋部以下的身体，这样婴儿就能活动手臂和手指了。详见图12-2。

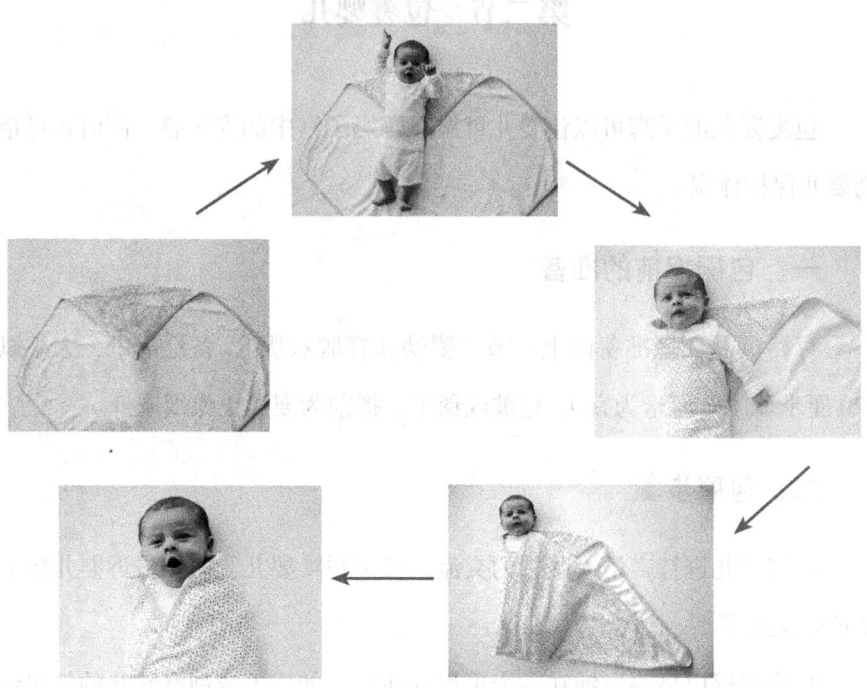

图 12-2　包襁褓的正确步骤

三、注意事项

1.包襁褓时，婴儿脸要朝上，避免引起窒息；襁褓要稍微紧一些，以免松开或遮住婴儿的脸。四肢及手指要舒展，不要压迫婴儿的手指等脆弱部位。

2.给婴儿包好襁褓后，以婴儿上半身可适当在襁褓内蠕动，又不易松开，下肢可自由活动为宜，切忌"蜡烛包"，避免将婴儿的双腿拉直包紧，这样会增加婴儿髋关节脱位的风险。

3.包襁褓时，婴儿颈部温热，小手不出汗甚至微凉都是正常的。如果发现婴儿哭泣不止、出汗、脸发红、呼吸急促，要及时解开襁褓，以免婴儿过热。

4. 襁褓的使用年龄一般是 0～3 月龄，和婴儿惊跳反射消失的时间同步。婴儿 2 月龄以后，开始想探索外界，不再容易受惊，可以逐渐脱离襁褓。

第三节　正确背、抱婴幼儿

正确背、抱婴幼儿是育婴员必须掌握的一项基本技能。

一、抱婴幼儿前的准备

育婴员准备同本章第一节"婴幼儿穿脱衣服"，备抱婴幼儿去室外的保暖风衣或大浴巾。环境温湿度适宜，室内整洁，物品摆放有序，通道无障碍物，室外无风雨。

二、抱婴幼儿的步骤

抱婴幼儿前育婴员要与婴幼儿进行交流沟通，温柔地和婴幼儿说说话，或者逗逗他，或者轻轻地拍拍他，让婴幼儿充分做好被抱的准备。

1. 横抱式：适合抱 0～2 月龄的婴儿，详见图 12-3。

育婴员将婴儿的头放在右臂弯里，肘部护着婴儿的头和颈部；右腕和右手托起婴儿的背和腰；左小臂护着婴儿的腿部，左手掌托着婴儿的屁股和腰。婴儿的头和臀部要保持一条直线。初生婴儿颈部骨骼和肌肉尚无力支撑头部，因此，要特别注意头颈部的保护。

2. 斜抱式：适合抱 2～3 月龄的婴儿，详见图 12-4。

斜抱可用平抱的手法，让婴儿的头稍微抬起，保持头高臀低位；也可将婴儿的臀部置于

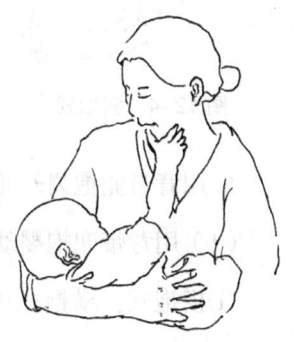

图 12-3　横抱式

大人的腿上，一手扶住婴儿的颈部，另一手轻拍其背或自由活动。

斜抱姿势特别适合给 3 月龄以前的婴儿喂奶。当婴儿吐奶时，乳母可以用这种姿势抱着婴儿，然后用空心掌轻拍婴儿背部。

3.竖抱式：适合抱 3 月龄以上的婴儿，详见图 12-5。

竖抱可一手托住婴儿的臀部和腰部，另一手托住婴儿的头颈部，将婴儿竖起，让婴儿的一侧脸贴在妈妈的胸前，使婴儿可以听到妈妈熟悉的心跳声，感到更加安全、舒适；也可将婴儿抱得再高些，让婴儿的下巴搁在妈妈的肩膀上，双手搭住妈妈的肩膀或手臂，婴儿可以随着妈妈的走动看见周围的事物，充分满足婴儿的好奇心理。此阶段婴儿的头部已经稍微能够抬起了，但仍需保护好头、颈、背部。

4.坐抱式：适合抱 5～6 月龄的婴儿，详见图 12-6。

婴儿背靠在照顾者胸前，脸手向前，照顾者一手从腋下经前胸环抱婴儿，另一手从婴儿一侧大腿下伸向另一侧抱住婴儿另侧臀部和大腿。

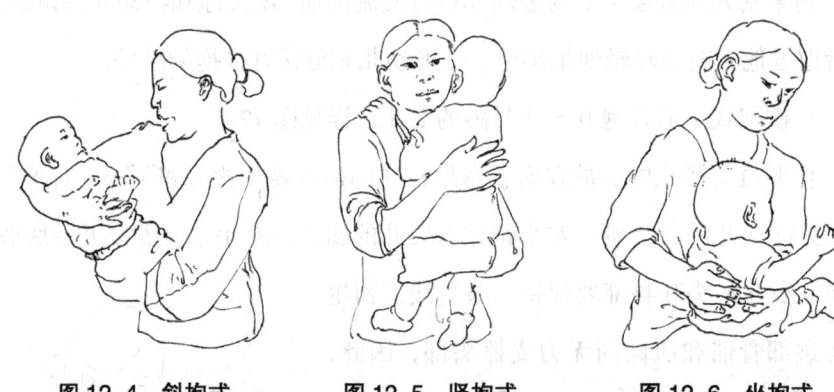

图 12-4　斜抱式　　　　图 12-5　竖抱式　　　　图 12-6　坐抱式

5.用背带兜抱婴幼儿

（1）用背带兜抱婴幼儿的方式

①横抱式。横抱式适合抱 0～4 月龄婴儿，新生儿最为舒适，可以完全平躺横向怀抱。

②纵抱式。纵抱式适合抱4~12月龄婴儿,可以和婴儿亲密互动。

③前抱式。前抱式适合抱6~12月龄婴儿,可以带婴儿认识美好世界。

④背式。背式适合抱6~30月龄婴幼儿,可以感受外出时的轻松便捷,完全解放双手。

(2)用背带兜抱婴幼儿的步骤

将背带兜在婴幼儿腰部扣紧腰带,育婴员抱起婴幼儿,让他靠在肩膀上,然后一只手托住婴幼儿的头后部。育婴员身体向后倾,用胸腹部支撑着婴幼儿,再向上拉起兜袋,让婴幼儿的腿穿过兜袋的洞。育婴员用一只手托住婴幼儿,另一只手把肩带拉到肩膀上,详见图12-7。

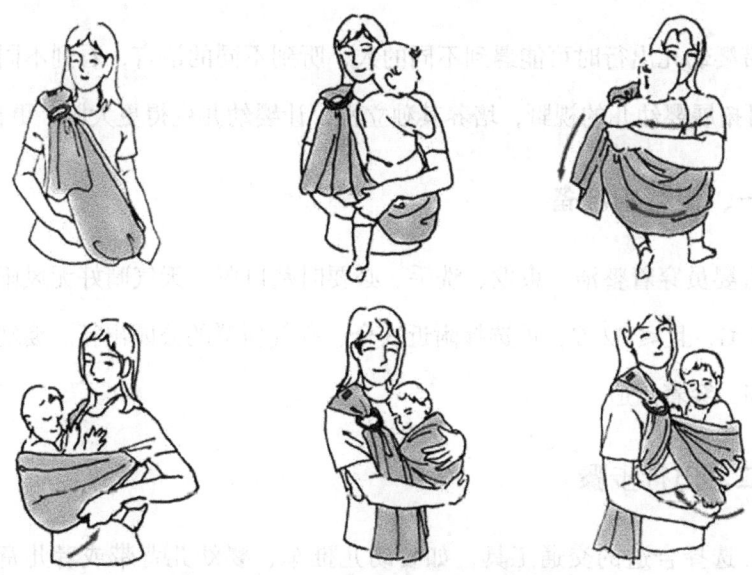

图12-7 用背带兜抱婴幼儿的步骤

三、注意事项

1.抱婴幼儿时首先要观察周围活动的环境是否安全,婴幼儿身体任何部位都不可碰触到危险物品。

2.育婴员动作要温柔,在温和抱起婴幼儿的同时与婴幼儿进行眼神交流,目光中传递满满的爱意。

3.婴儿的颈部肌肉柔弱,要注意固定婴儿的头颈部,不要双手夹住婴儿腋下提起婴儿。不要抱着婴儿剧烈摇晃,1岁前的婴儿大脑组织特别娇嫩脆弱,以免发生脑出血、脑震荡等脑损伤情况。

4.抱婴幼儿时间不要太长,过久地抱着婴幼儿反而会影响婴幼儿休息和生长发育。

第四节 婴幼儿出行的用物准备

带婴幼儿出行时可能遇到不同的人,听到不同的语言,看到不同的环境,可拓展婴幼儿的视野,培养其独立性,让婴幼儿变得更大胆、更自信。

一、出行前准备

育婴员穿着整洁、束发、洗手、必要时戴口罩。天气晴好无风雨,温度≥7℃,且≤32℃,可选择附近安全、空气新鲜的公园出行。婴幼儿精神饱满,穿着舒适。

二、出行步骤

1.选择合适的交通工具,如婴幼儿推车、婴幼儿背带或者儿童安全座椅。

2.出行用物

(1)衣服两套,小毛毯1条,以备不时之需。

(2)护肤品。冬天外出时可准备润肤油,夏天可使用防晒霜。

(3)婴幼儿最喜爱的玩具。

（4）刚学会走路的幼儿可以准备学步带或者护膝。准备伞、相机、防蚊液等。

（5）饮食：准备足够的奶粉和装有开水的保温壶，最好还要准备好凉开水，便于冲泡奶粉。幼儿断奶以后，需要携带辅食或饮水杯，如外出就餐也可自备餐具等。

（6）尿布（裤）：出门的时候最好使用纸尿裤，并多备几片。换下尿布（裤）后用婴儿湿纸巾清洁婴幼儿的臀部，有尿布疹时涂上护臀膏。

三、注意事项

出门前注意室内外温差。无论是冬季还是夏季，在出门前半小时，打开门窗通风让室内外温差大约为3℃～5℃，让婴幼儿适应外界温度后方可出门。

第五节　婴幼儿童车的使用

儿童推车是婴幼儿出行的必备品，育婴员必须掌握童车的使用方法和注意事项。

一、童车使用前准备

育婴员与环境准备同上一节中"出行前准备"。备折叠式婴幼儿童车或坐卧两用多功能童车或车载儿童座椅。婴幼儿精神饱满，穿着舒适。

二、童车的使用步骤

1.检查车内的螺母、螺钉是否松动，坐垫的躺椅是否灵活可用，轮闸是否有效。

2. 使用0～12个月婴儿的童车

（1）固定童车的刹车装置，平稳放置。抱起婴儿放入童车内。0～6个月婴儿取仰卧位，7～11个月婴儿取坐位。帮助30个月以内的幼儿安全进入童车内。

（2）婴幼儿乘坐童车时，腰部必须系安全带，其长短根据婴幼儿大小进行调整，松紧程度以放入大人四指为宜，调节安全带尾端最好剩3厘米。

三、注意事项

1. 不要在松开腰部、胯部安全带的情况下使用童车。

2. 婴幼儿坐在车上时，不要在车筐以外的地方吊挂包裹、物品。推车时不要将身体压在车把上或加以过重的压力。

3. 婴幼儿坐在车上时，育婴员不能随意离开、转身或去他处拿物品。

4. 在通过铁道路口时，不要让车轮陷入轨道，并看清左右，安全通过。下雪天或路面结冰时不要使用童车。

第六节　婴幼儿汽车安全座椅的使用

婴幼儿安全座椅是以其体型为模板，量身制作的保护性设备。婴幼儿坐车外出时，必须将安全座椅准确安装在驾驶员的后座上，以确保出行安全。

一、操作前准备

育婴员洗手，衣着舒适，必要时佩戴口罩。环境清洁、通风。备儿童座椅，消毒纸巾。

二、操作步骤

1. 检查儿童座椅是否处于备用状态。使用消毒纸巾擦拭儿童座椅，待干。把汽车前排座椅移到最前面，腾出空间，确认安全座椅处于完好备用状态，将婴幼儿有可能触及的危险物品、杂物等放到妥当的位置。

2. 拉出安全带，穿过座椅固定，继续抽拉剩余织带，听到"咔哒"声后，送回织带，确保安全带已定位，晃动座椅，确认安装牢靠。

3. 把婴幼儿放入安全座椅内，绑上安全座椅的安全带，根据婴幼儿高度调整安全带及肩垫位置，检查安全带是否扣紧，确保松紧度适宜。

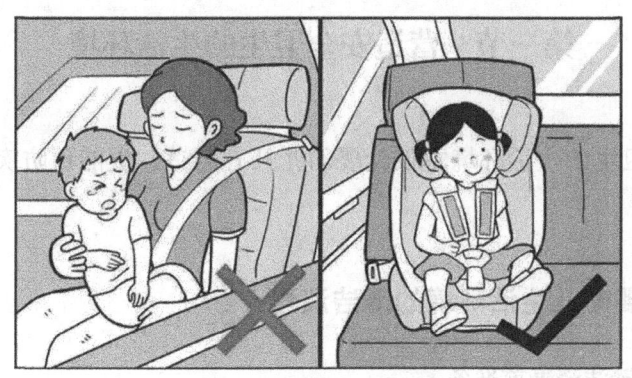

图 12-8　正确使用安全座椅

三、注意事项

1. 根据婴幼儿的体重选择合适的汽车安全座椅。

2. 不能将婴幼儿安全座椅安装在副驾驶座上。

3. 婴幼儿坐稳座椅扣好安全带，不能让婴幼儿站在座位上或在座位上跳来跳去。车辆启动后，应锁好所有婴幼儿触手可及的门窗。

4. 婴幼儿衣着宜宽松、舒适，不要给婴幼儿穿太厚的衣服坐在里面。

第十三章 环境创设与清洁消毒

学习目标：
1. 能为婴幼儿营造安全卫生的生活环境
2. 掌握婴幼儿常用物品的清洁消毒方法

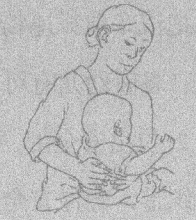

第一节 营造安全卫生的生活环境

安全卫生的生活环境不仅让婴幼儿开心舒适，更能预防疾病，保障健康。

一、婴幼儿生活环境的清洁消毒

（一）清洁消毒前准备

育婴员佩戴口罩，穿着简洁，必要时戴手套，环境明亮、通风，便于操作。备抹布3块、扫帚、拖把2把、垃圾桶、水盆、带刻度水桶、手套、洗衣粉、消毒液（84消毒液、75%酒精棉片等）、量杯、消毒液测试纸、消毒纸巾、计时器、消毒锅等。

（二）清洁、消毒步骤

1. 选择清洁、消毒方法

（1）通风法。打开门窗30分钟，保持室内空气流通。

（2）84消毒液擦拭法消毒。用有刻度的水桶（或使用前用量杯测量容量后做好标记）盛水至 5000 mL。戴手套量取在有效期内的含氯 84 消毒液 25 mL，倒入水桶中，充分搅匀。用消毒液测试纸测试消毒液浓度是否达标，达标后将抹布置于消毒液中充分浸湿后拧干。按从上到下、从左到右的顺序擦拭消毒。晾干 30 分钟后，用清水抹布按以上顺序擦拭干净。

（3）消毒纸巾擦拭法。检查消毒纸巾是否在有效期内。用消毒纸巾按从上到下、从左到右的顺序擦拭待消毒物品，自然晾干。消毒纸巾不溶于水，不可投入厕所。

2. 家庭各区域及部位的清洁消毒

（1）卧室、客厅、餐厅的清洁、消毒

①清洁、消毒灯具：面盆内盛 2/3 的水，放入抹布充分浸湿后拧干。关闭电源，湿抹布、干抹布分别擦拭灯管、灯罩和开关；75% 酒精棉片擦拭灯管。待干后备用。

②墙面的清洁、消毒。适用于瓷砖类墙面。面盆内盛 2/3 的水，放入抹布充分浸湿后拧干。湿抹布、干抹布分别按从上到下、从左到右的顺序擦拭墙面。必要时用 84 消毒液消毒。

③门的清洁、消毒：面盆内盛 2/3 的 84 消毒液，放入抹布充分浸湿后拧干。湿抹布、干抹布分别按从上到下的顺序擦拭门及门把手。

④窗户的清洁：面盆内盛 2/3 的水，放入适量洗衣粉，充分搅拌均匀，放入抹布充分浸湿后拧干。按从上到下的顺序擦拭窗户正反面、窗框、纱窗及窗台，必要时将纱窗取下在流动水下清洗。然后用清水抹布、干抹布按以上顺序擦拭窗户正反面及窗框、窗台。自然风干。

⑤地面的清洁、消毒：用扫帚按从里到外的顺序清扫地面，并将垃圾分类倒至垃圾桶内。流动水下浸湿拖把并拧干。湿拖把、干拖把按从房间里面向房门口的顺序以倒退方式从左向右横拖地面。自然待干。必要时用

84消毒液湿拖。方法同上。

（2）厨房、卫生间的清洁、消毒

①厨房与卫生间灯具、门窗、墙面、地面的清洁消毒，同卧室、客厅、餐厅的清洁消毒。

②马桶的清洁消毒。戴手套，先用含洗衣液的湿抹布擦拭马桶的底座、盖板、靠背，再用清水抹布擦拭干净。用马桶刷清洗马桶内壁，必要时用84消毒液浸泡或洁厕灵清洁消毒30分钟，然后用清水刷洗干净。

3.用物清洗、消毒

（1）抹布：清洗干净后煮沸消毒。

①消毒锅中盛水至容器的2/3，将清洗干净的抹布放入消毒锅中，使其全浸泡于水中。

②开火，水开后使用计时器计时，沸水煮10～15分钟。

③待凉后捞出，拧干，晾干备用。

（2）扫帚、拖把

①清洗干净后用消毒液浸泡30分钟。

②清洗干净，晾干备用。

（3）水盆、带刻度水桶、量杯、消毒锅：清洗干净后晾干备用。

二、保持婴幼儿生活环境安静

1.降低室内噪声：查找噪声来源，消除噪声。做到"六轻"（说话轻、走路轻、开门轻、关门轻、移动用物轻、使用用物轻拿轻放）"四小"（电视声音小、手机声音小、收音机声音小、平板电脑声音小）。

2.降低室外噪声

婴幼儿的睡房尽量避免在马路、公园、娱乐场所等旁边。查找噪声来源，关闭门窗，阻断噪声传播，消除噪声。

三、注意事项

1. 清洁消毒前后需开窗通风 30 分钟，使空气对流。清洁消毒时佩戴口罩，避免灰尘吸入呼吸道。

2. 擦拭灯管需轻柔，需用干抹布再次擦去多余水分。待水干后才可使用，以免漏电。

3. 清洗墙面时，若有顽固污渍，可用含洗衣粉溶液的抹布擦拭，再使用清水抹布擦拭。

4. 墙面消毒时，在干燥墙面用消毒液擦拭 30 分钟，再用清水抹布擦拭，去除墙面上残留的消毒液。

5. 消毒液及消毒纸巾应放置在儿童接触不到、阴凉、通风的地方。第一次使用时，需标注开启时间。若身体不小心接触消毒液原液时，立即在流动水下清洗，感到不适时立即就医。

6. 清洁窗户时，注意人身安全，切勿将身体倾斜至窗外，避免因重心不稳发生坠楼事件。

7. 清扫地面时，压低扫帚，勿扬起粉尘。注意墙角、柜下等卫生死角。湿拖地面时，避免地面太湿，以防婴幼儿滑倒。消毒液擦拭地面后 30 分钟内，禁止婴幼儿在地上玩耍。

8. 普通灯管、墙壁每月清洁和消毒 1 次。门框、门主体每周清洗 1 次，每月消毒 1 次。纱窗、窗框、玻璃每周清洁 1 次。门把手、窗台、地面每天清洁 1 次，每月消毒 1 次。厨房台面每次使用后清洗。卫生间马桶每日清洗 1 次，每周消毒 1 次。若家人中有病人时，清洗、消毒的频率需适当增加。

9. 抹布、拖把不能混用，每次用完后应及时清洁、消毒，并分类悬挂、晾干。

第二节 婴幼儿餐具与奶具的清洁消毒

正确处理婴幼儿餐具和奶具,是预防婴幼儿腹泻的重要措施。

一、清洁消毒前准备

育婴员修剪指甲、取下手上首饰、洗净双手、脱去外衣。环境整洁、明亮,空间合适。备需清洗的奶具、餐具、奶瓶刷、洗碗巾、专用洗涤剂、面盆、长柄钳、金属镂空盛物篓、计时器、隔热手套、电磁炉、消毒锅、微波炉、蒸汽锅、消毒柜等。

二、清洁消毒步骤

1. 清洁

(1)分离奶具(奶盖、奶嘴、奶瓶),用清水将奶具冲洗一遍,放至干净面盆内。

(2)取适量奶具专用洗涤剂将奶盖、奶嘴、奶瓶用奶瓶刷洗干净。取适量专用洗涤剂将碗、杯子、勺子、筷子用洗碗巾擦洗干净。

(3)在流动水下将奶具、餐具上的残余洗涤剂冲洗干净。

2. 消毒:以下消毒方法可任选一种。

(1)煮沸消毒

①消毒锅中盛冷水至容器的2/3。

②将清洗干净的玻璃奶瓶、餐具放入消毒锅中,使奶具、餐具充分浸没于冷水中。水沸后5~10分钟放入塑胶类奶瓶、奶盖等,继续煮沸3~5分钟。

③水稍凉后,使用长柄钳夹出消毒的奶具、餐具放至金属镂空盛物篓中晾干备用。

（2）微波炉消毒

①连接微波炉电源。

②清洗干净的奶瓶、餐具放入盛有2/3水的适宜微波炉使用的面盆中，使其浸没在水中（奶嘴及奶瓶盖不能放入，可用煮沸消毒方法消毒）。

③选择消毒时间（高温10分钟），按启动键。

④消毒时间到后，须戴上隔热手套后再取出面盆，使用长柄钳夹出消毒的奶具、餐具放至金属镂空盛物篓中晾干备用。

⑤关闭开关，取下连接线。

（3）蒸汽锅消毒（小型专用奶瓶蒸汽消毒锅）

①连接蒸汽锅电源。将清洗干净的奶具、餐具开口朝下放入蒸汽锅中。

②选择消毒时间（5～10分钟），按开启键。

③消毒时间到后，使用长柄钳夹出消毒的奶具、餐具放至镂空盛物篓中晾干备用。

④关闭开关，取下连接线。

（4）消毒柜消毒

①连接消毒柜电源。将清洗干净的奶具、餐具擦干放入消毒柜中。

②选择消毒时间，按启动键。

③消毒时间到后，使用长柄钳夹出消毒的奶具、餐具放至镂空盛物篓中晾干备用。

④关闭开关，取下连接线。

3.用物清洗、消毒

（1）奶瓶刷、洗碗巾：清洗干净或煮沸消毒，晾干或阳光下晒干备用。

（2）长柄钳、金属镂空盛物篓：清洗干净或煮沸消毒，晾干备用。

（3）电磁炉、消毒锅、微波炉、蒸汽锅、消毒柜：擦洗干净后晾干备用。

三、注意事项

1. 奶具、餐具用毕要及时在流动水下冲洗，以免细菌繁殖影响婴幼儿的健康。

2. 清洗奶嘴要把奶嘴翻过来，用奶瓶刷仔细刷干净。如有凝固的奶渍，可先用热水泡一会，待奶渍变软后再刷干净。奶嘴孔比较薄弱，清洗时动作须轻柔，以免裂开。

3. 在清洗可折叠的勺子、筷子时，须先将其分离开来，避免留下"死角"。

4. 使用专用洗涤剂时，须先查看有效期后再使用。

5. 接触消毒后的奶具、餐具时须先洗手用镊子等工具夹取，避免污染。

第三节　婴幼儿尿布和便器的清洁消毒

婴幼儿皮肤娇嫩，接触不洁物品时，易引发皮肤感染。育婴员每天必须做好婴幼儿尿布和便器的清洁与消毒。

一、清洁消毒前的准备

育婴员与环境准备同本章第二节"婴幼儿餐具与奶具的清洁消毒"，备需清洗的尿布及便器、面盆、抹布、婴幼儿专用洗衣液、洗衣粉、毛刷、便器清洗刷、消毒专用锅、计时器等。

二、清洁消毒步骤

1. 清洁尿布

换下的小便尿布在清水中浸泡30分钟，流动水下使用婴幼儿专用洗衣液清洗尿布，清洗干净后放入面盆内。有大便的尿布，用毛刷刷掉大便，在稀释的洗衣液中浸泡 30 分钟，在流动水下清洗干净。

2. 消毒尿布

（1）阳光暴晒法：将洗干净的尿布放置日光下暴晒 6 小时。

（2）煮沸消毒法（每周 2 次）：消毒锅内盛 2/3 水，水开时使用计时器计时。将清洗干净的尿布放入消毒锅内煮沸 10～15 分钟，冷却后拿出拧干水分放至日光下晒干备用。

3. 清洗便器

（1）戴手套，分离便器。

（2）流动水下用抹布清洗便器的盖板、座圈。

（3）流动水下用洗衣粉及便器清洗刷擦拭便器内部，清洗后晾干。

4. 消毒便器

将配置好的消毒液倒入便器内，浸泡 30 分钟。浸泡后清洗干净，晾干备用。

三、注意事项

1. 尿布、便器不能和其他用物同洗。便器的盖板和座圈禁用强酸强碱等化学制剂清洗，以免残留的化学制剂腐蚀婴幼儿皮肤。

2. 如遇阴雨天，尿布不能晒干时，可以用熨斗熨干或烘干机烘干，但不建议烤干。

第四节　婴幼儿玩具、家具与卧具的清洁消毒

玩具、家具与卧具是伴随婴幼儿成长的必需品，如果使用后不及时清洁消毒，常会潜藏大量病原微生物，对婴幼儿的健康造成危害。

玩具的清洁与消毒

一、清洁消毒前准备

育婴员与环境准备同本章第二节"婴幼儿餐具与奶具的清洁消毒",收集待消毒的玩具、面盆等洗刷用物,备手套、84消毒液、洁净的锅、镂空置物篮等。

二、清洁消毒步骤

(一)塑料、橡胶类玩具的清洁、消毒

1. 面盆中盛2/3的水,加入适量洗衣液,搅拌均匀。

2. 将塑料玩具放入洗衣液中浸泡10分钟(电子类塑料玩具除外)。

3. 玩具用抹布擦洗或用毛刷清理后在流动水下洗净,放至镂空置物篮内沥干。

4. 消毒

(1)84消毒液浸泡法:①消毒液配制同本章第一节中消毒液的配制方法;②将清洗干净的玩具放至水桶内并开始计时,浸泡30分钟;③浸泡后,戴手套将玩具捞出,在流动水下清洗干净,放在镂空置物篮内晾干备用。

(2)消毒纸巾擦拭法:同本章第一节。

(二)木制、电子玩具的清洁、消毒

1. 面盆内盛水,将毛巾打湿拧干。

2. 将玩具用湿毛巾擦拭干净,缝隙下用毛刷清理。

3. 将清洗完的玩具放至镂空置物篮内。

4. 84液消毒擦拭法消毒

(1)消毒液配制同本章第一节中消毒液的配制方法。戴手套,将抹布浸没于消毒液中后稍拧干,擦拭玩具。

(2)将擦拭后的玩具放至镂空置物篮内,阳光下晒干。

(3)消毒纸巾擦拭法同本章第一节。

(三)布类、毛绒及泡沫海绵玩具的清洁、消毒

1. 面盆中盛 2/3 水,加入适量洗衣液,搅拌均匀。

2. 将玩具放入洗衣液中洗涤干净。

3. 在流动水下将洗衣液冲洗干净,再拧干,放至镂空置物篮内沥干水分。

4. 玩具消毒:阳光下暴晒 6 小时备用。

(四)铁制玩具的清洁、消毒

1. 流动水下清洗干净。

2. 放至镂空置物篮内,阳光下暴晒 6 小时。

(五)婴幼儿绘本的清洁、消毒

1. 面盆内盛清水,将毛巾打湿后拧干。

2. 用毛巾将读本擦拭干净、晾干。

3. 消毒纸巾擦拭法同本章第一节。

4. 日光暴晒法消毒:将擦拭干净的读本放至日光下暴晒 6 小时,晒干备用。

(六)用物的清洁、消毒

1. 面盆、带刻度水桶、量杯、镂空置物篮:清洁干净后晾干备用。

2. 抹布、毛刷:清洗干净后,抹布煮沸消毒或暴晒 6 小时,毛刷暴晒 6 小时。

三、注意事项

1. 洗衣液、消毒液及消毒纸巾应放至阴凉且婴幼儿触摸不到的地方,注意其密封性。消毒液及消毒纸巾开启后需标注开启时间，须在有效期内使用完。

2. 消毒液宜现配现用。用量杯量取消毒液时，量杯刻度应与双眼平行，以免倾斜导致量取不准确。消毒液配制后应搅匀再用测试纸测试，合格方可使用。

3. 消毒液浸泡玩具时，玩具不可叠加，否则会影响消毒效果。

4. 所有接触过洗衣液及消毒液的玩具，必须在流动水下冲洗干净，冲洗过的玩具须达到闻上去没有消毒液的气味，摸上去没有滑溜感。

5. 电子类玩具禁止使用水冲洗及浸泡，以免影响其再次使用。

6. 阳光下暴晒的玩具，不能叠加且注意多方位晾晒。

7. 消毒纸巾为一次性湿巾且不溶于水，应避免重复使用和投入厕所。

家具的清洁与消毒

家具不洁对健康的影响不可忽视。正确的清洁与消毒家具才能保证家人的健康。

一、清洁消毒前准备

同本节"玩具的清洁与消毒"的准备。

二、清洁消毒步骤

1. 清洁与消毒木质、塑料、玻璃类家具

（1）面盆内盛2/3水，将抹布浸湿拧干。

（2）先用清洁的湿抹布，后用干抹布，分别按从上到下、从左到右的顺序擦拭家具。

（3）使用毛刷擦拭家具空缝处。

（4）消毒纸巾擦拭法：同本章第一节。

2. 清洁、消毒布类家具

（1）使用毛刷按从上到下、从左到右的顺序轻扫布类家具。

（2）布类家具中可拆下的物件按从上到下、从左到右的顺序拆下来。

（3）将拆下的布类物件放洗衣机内加洗衣液清洗干净。

（4）轻轻拍打沙发软座。

（5）使用毛刷，按从上到下、从左到右的顺序轻刷沙发软座及靠背。

（6）日光暴晒法：清洗干净的布类物件，阳光下暴晒6小时。沙发软座阳光下暴晒6小时。

3. 清洁金属类家具

（1）面盆内盛2/3水，将抹布浸湿拧干。

（2）先用清洁的湿抹布，后用干抹布，分别按从上到下、从左到右的顺序擦洗家具。

（3）充分晾干。

三、注意事项

1. 清洁木质家具时，选择吸水性好的棉质抹布进行擦拭，粗布或有线头的布会引起家具外表刮伤。第一遍不可使用干抹布，以免粉尘与干抹布接触，易产生刮痕。

2. 木质家具的空缝处，使用毛刷清洁时，不可用力过猛，只需轻轻扫去粉尘即可。

3. 塑料家具清洗干净后，勿在阳光下暴晒，以免变形。清洗塑料家具的缝隙时，须选柔软性能好的毛刷，不宜选用金属类毛刷直接擦拭，避免破坏家具表面的保护结构，加快老化。

4. 玻璃类家具清洁时，动作轻柔，慎用金属类的清洁工具。

5. 布类家具清洁时，先使用毛刷清扫表面上的粉尘、毛发再清洗，以免杂物落入洗衣机内引起故障。布类家具进行日光暴晒时，注意反晒，避免因日光直射导致布类褪色。

6. 沙发软垫拍打时，应佩戴口罩，远离周边人群。

卧具的清洁与消毒

婴幼儿每日大多数时间与床相伴，婴幼儿的卧具清洁消毒尤其重要。

一、清洁消毒前准备

育婴员与环境准备同"玩具的清洁与消毒"。备床、床上用品、面盆、抹布2块、毛刷、洗衣液、消毒纸巾、计时器、消毒锅等。

二、清洁消毒步骤

（一）清洗、消毒床上用品

1. 开窗通风30分钟。

2. 按从床头至床尾的顺序拆开枕套、被套，换下床单。轻轻拍打床垫、床褥、枕芯、被芯。

3. 换下的枕套、被套、床单放洗衣机中，用婴幼儿专用洗衣液清洗。

4. 床上用品的消毒

（1）日光暴晒法：床垫、床褥、枕芯、被芯、枕套、被套、床单放至日光下暴晒6小时。

（2）煮沸消毒法：一般只限于量少的全棉制品或患有感染性疾病时的消毒。

①消毒锅内盛2/3水，水开时使用计时器计时。

②将清洗干净的枕套、被套、床单放入消毒锅内煮沸 10～15 分钟。

③冷却后拿出拧干水分后放至日光下晒干备用。

(3) 家用棉织物烘干机的温度可高达 80 ℃～90 ℃，时间可以控制，能达到消毒目的。

(二) 抹洗、消毒床

1. 使用软毛刷，按从前到后、从左到右的顺序清扫床。

2. 面盆内盛水，放入毛巾浸湿后拧干。

3. 先用湿抹布后用干抹布，按从前到后、从左到右、从上到下的顺序擦洗床，待干。

4. 消毒纸巾擦拭法：取消毒纸巾，按从前到后、从左到右、从上到下的顺序擦拭床单位。日光下暴晒 4～6 小时。若床单位过大，不能移出屋内，需将床移至窗户旁，将窗户打开，让阳光射入屋内进行晒干。

三、注意事项

1. 操作前先开窗通风，使空气对流散去屋内二氧化碳。

2. 拍打床垫、枕芯、被芯、床褥等表面时须戴口罩，室内不宜有人。

3. 清洗婴幼儿枕套、被套、床单时应与成人的衣物分开，用专用的洗衣机进行清洗。

4. 床垫、枕芯、被芯、床褥暴晒时，每 1～2 小时进行拍打、翻晒。

5. 消毒床时，须在床晾干后使用消毒纸巾擦拭，以免影响消毒效果。

第十四章 婴幼儿保健与护理

学习目标：
1. 能正确为婴幼儿测量体重、身长
2. 知晓婴幼儿体检时间及预防接种的注意事项
3. 掌握婴幼儿抚触、日光浴、空气浴和水浴的方法
4. 掌握测量体温、喂药和滴药方法

第一节 测量婴幼儿体重

正确测量婴幼儿体重是衡量其生长发育正常与否的重要指标。

一、测量前准备

育婴员将头发束起，修剪指甲，去除首饰、手表，并洗手等。备清洁布、逗引玩具、秤、婴儿模型、婴儿尿布（备用）、笔和记录本。保持室温27℃～28℃，湿度55%～65%。给婴幼儿换好尿裤，保持婴幼儿情绪稳定。

二、测量步骤

1. 与婴幼儿沟通，引导婴幼儿保持愉悦、安静，可用玩具逗引婴幼儿，取得婴幼儿的配合。
2. 把清洁布铺在婴幼儿磅秤的秤盘上，调节指针到零点。
3. 脱去婴幼儿衣服及尿布或穿单衣裤，将其轻放于秤盘上。

4. 天气寒冷时，可先称出婴幼儿衣服、尿布、毛毯的重量，然后给婴幼儿穿衣、包好毛毯再测量，所测体重减去衣物重量即得婴幼儿体重。

5. 观察磅秤指针，准确读数至百分位（即保留两位小数点）。

6. 给婴幼儿穿好衣裤，整理用物。

7. 洗手后记录日期、测量值。

三、注意事项

操作中动作敏捷、熟练，注意安全，避免婴幼儿着凉。

第二节 测量婴幼儿身长

正确测量婴幼儿身长，可以了解婴幼儿的生长发育情况。3 岁以下婴幼儿测量卧位身长。

一、测量前的准备

育婴员、婴幼儿与环境准备同上一节"测量婴幼儿体重"。备身长测量仪或皮尺，逗引玩具。

二、测量的步骤

1. 与婴幼儿沟通

告诉婴幼儿："我们要给宝宝测量身高啦，看看宝宝是不是又长高了呀。"或是用婴儿模型给婴幼儿示范。

2. 为婴幼儿脱去鞋袜，仅穿单衣、单裤。

3. 让婴幼儿仰卧于量床底板中线上，助手固定婴幼儿头部使头顶接触测量头板，脸正面朝上，两耳在同一水平线上。

4.育婴员位于婴幼儿右侧，左手握住其双膝，使双下肢并拢并贴紧测量底板，右手移动测量足板，使其接触足跟。双侧有刻度的量床要注意两侧读数一致。如果用无围板的量床或携带式量板，应注意测量足板底边与量尺紧密接触，使测量足板与底板垂直。详见图14-1。

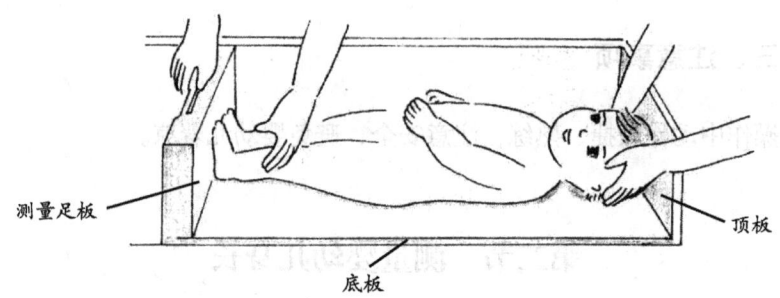

图14-1 婴幼儿足跟紧贴测量足板并垂直于底板

三、注意事项

1.婴幼儿躺着测量时，要保证婴幼儿躺的地方偏硬。如果在太软的地方测量，婴幼儿身体会陷下去一些，致测量出现误差。为确保测量准确，需要给婴幼儿测量三遍，取平均数值。

2.每次测量应尽量让婴幼儿在同一个位置进行。测量身长的读数应保留至百分位。

第三节 婴幼儿健康体检

婴幼儿健康体检是指在婴幼儿健康时带婴幼儿到儿童保健所（中心）对其身体进行全面检查，以便发现潜在的健康问题，及时采取预防和治疗措施。

一、体检前准备

同下篇第十二章第四节"婴幼儿出行的用物准备",备体检手册。婴幼儿进食1小时后出发,给婴幼儿换好尿布,婴幼儿情绪安静。

二、体检步骤

1. 预约挂号、取号。
2. 在预约的时间范围去候诊厅等待叫号。
3. 就诊,按医嘱做相关检查。
4. 拿取检查报告单,给医生查看检查结果。
5. 遵医嘱处理及确定下次体检时间。

三、注意事项

1. 体检手册每次使用后须固定放置妥善保存。手机或记事本上记录下次体检时间。
2. 体检时最好穿宽松舒适的衣服,便于穿脱。
3. 有关婴幼儿的生长发育、智力行为、睡眠和饮食等方面的问题均到体检门诊就诊。
4. 从出生到3岁,总共要经历13次体检。出生后6个月内每1个月健康体检1次;7~12个月每2个月健康体检1次;1~2岁每半年体检1次;2~3岁每年体检1次。

第四节　婴幼儿预防接种

预防接种的目的是为了预防和控制常见传染病的发生和流行。

一、接种前准备

同上一节"婴幼儿健康体检"的准备；婴幼儿健康状况良好，无发热、腹泻等不适；接种前给婴幼儿洗澡，保持接种部位皮肤清洁，换宽松柔软的内衣。

二、接种疫苗步骤

1. 挂号、取号，去诊室就诊。

2. 医生根据本次接种疫苗项目的要求为婴幼儿进行体查，如无异常开出注射处方。

3. 配合护士进行疫苗接种：固定婴幼儿体位，为婴幼儿松解衣物，露出穿刺接种部位。

4. 安抚婴幼儿：护士穿刺时，用言语或玩具分散婴幼儿注意力，减少婴幼儿哭闹。

5. 穿刺结束后按压穿刺部位2～3分钟，并夸赞婴幼儿坚强、勇敢。

6. 接种后须观察15～30分钟方可离开医院，如有不适，及时告知医护人员。

三、接种疫苗后一般反应的处理

1. 注射部位红、肿、热、痛的处理：用清洁毛巾冷敷注射部位，可以减轻疼痛和不适感。不要让婴幼儿抓挠注射部位，以免引起继发感染。如果接种部位的红、肿、热、痛持续性加剧，局部淋巴结明显肿胀、疼痛，说明有可能出现继发感染，应去医院就诊。

2. 发热的处理：一般为低热，腋温低于 38.5 ℃，婴幼儿无其他明显不适。母乳喂养的妈妈多喝水，多吃新鲜蔬果，适当增加哺乳次数，配方奶喂养者要多喝水。适当减少穿盖，增加散热，一般 1～2 天内体温就能恢复正常。如果婴幼儿腋下温度高于 38.5 ℃，可按医嘱服用退热药物，如复查体温持续不退，甚至高热（腋温 ≥ 39 ℃），精神反应较差，不愿进食，应立即就诊。

3. 皮疹的处理：大多可以在数天内自行消失，一般不必处理，如皮疹增多应就诊。

四、注意事项

1. 预防接种必须在专业的医疗机构进行，在专业医生的指导下处理出现的异常反应。

2. 空腹状态下不宜预防接种。接种前 30 分钟至 1 个小时，适当进食，但避免过饱。口服脊髓灰质炎糖丸后，半小时内不宜进食。

3. 生病时不能预防接种。接种前须如实将婴幼儿的健康状况告知医生，配合医生进行体格检查，由医生决定能否预防接种。

4. 预防接种后多饮温开水，注意保暖，适当休息，2～3 天内避免剧烈活动。

5. 保持接种局部清洁、干燥，24 小时内避免洗澡。不用碘酊消毒局部皮肤，活疫苗、菌苗易被碘酊杀死，影响接种效果。

6. 如果出现接种部位轻微硬结，可用干净、温度适宜的毛巾热敷，加快硬结消散，每天 3 次，每次 15～20 分钟。

7. 妥善保存婴幼儿的预防接种手册，以备婴幼儿入学、入托时查验。

第五节 婴儿全身抚触

婴儿抚触通过刺激婴儿身体促进感官系统发育,提高婴儿免疫力,改善睡眠。

一、抚触前的准备

育婴员衣着整洁、柔软,洗手,取下手表等饰物,备操作台、抚触油、毛巾、一次性纸尿裤、干净衣服、浴巾或毛毯。室内安静、整洁,光线柔和,关好门窗,调节室温至25℃~28℃。播放柔和的音乐。婴儿要保持裸体,处于觉醒且心情愉悦状态,在两餐喂奶间进行抚触。

二、抚触的步骤

1.将毛毯或浴巾平铺在操作台面上,将婴儿抱放于毛毯或浴巾上。

2.育婴员立于婴儿足侧,与婴儿面对面,目光温柔平视婴儿,并进行情感交流。

3.育婴员掌心倒少许按摩油,对掌轻轻按摩,以温暖双手。

4.抚触顺序:头面部—胸部—腹部—上肢(手掌、手指)—下肢(脚掌、脚趾)—背部—臀部。

(1)面部抚触步骤

①婴儿仰卧,从前额中心开始,用两拇指腹同时从前额中心向两侧推至太阳穴处。

②双手两拇指腹从婴儿下颌处沿着脸的轮廓往外推压,至耳垂处停止,画出一个"微笑"状。

(2)头部抚触步骤

①一手托住婴儿同侧头部,另一只手食指至小拇指四指并拢,由正中

前发际线经过枕部至后发际线、颞骨至后发际线及耳后至发际线分别推摸，由内向外划大、中、小三个半圈。

②同样方法做另一侧头部抚触。

（3）胸部抚触步骤

①双手放在婴儿两侧肋缘，用右手食指和中指的指腹向其右斜上方滑向其右肩，复原。

②左手以同样方法进行抚触，抚触时应避开乳头。

（4）腹部抚触步骤

①右手拇指指腹自右上腹滑向右下腹。

②自右上腹经左上腹滑向左下腹（动作要特别轻柔，不能离肚脐太近，脐痂未脱落前不宜进行腹部抚触）。

（5）上肢抚触步骤

①把婴儿两臂左右分开，掌心向上，双手先捏住婴儿的一只胳膊，自上臂至手腕轻轻挤捏和搓揉。

②用四指按摩婴儿手背，拇指从其手掌心按摩至手指尖。

③同样方法抚触对侧上肢。

（6）下肢抚触步骤

①双手握住婴儿一侧下肢，从股根部至踝部轻轻挤捏和搓揉。

②用拇指从婴儿脚后跟按摩足心至脚趾。

③同样方法抚触对侧下肢。

（7）脚掌抚触步骤

①一只手托住婴儿的脚后跟，另一只手四指聚拢在婴儿的脚背，用拇指指腹轻揉脚底，从脚尖抚摸到脚跟。

②同样方法抚触对侧脚掌。

(8)背部抚触步骤

①婴儿俯卧,育婴员用拇指指腹由背中线向两侧按摩,由上至下。

②用手掌自婴儿枕部至腰骶部按摩。

(9)臀部抚触步骤

双手掌轻揉婴儿臀部即可。

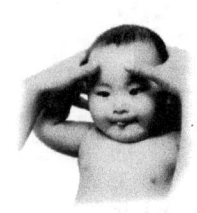 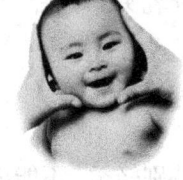 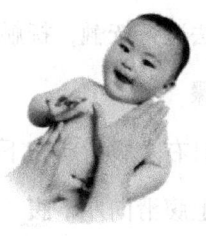 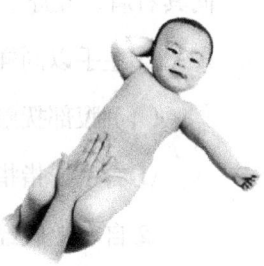

面部抚触　　　　　　　　胸部抚触　　　　　　腹部抚触

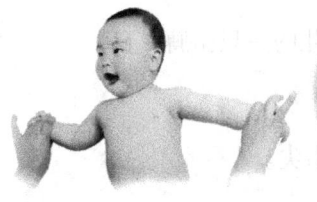 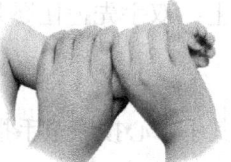 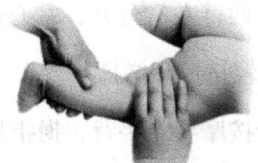 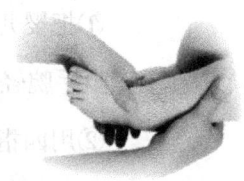

上肢抚触　　　　　　　　　　　　　　下肢抚触

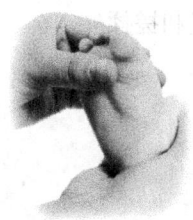 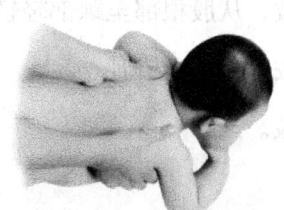 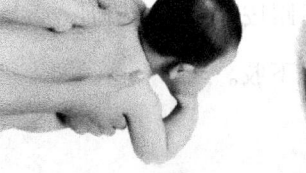

脚掌抚触　　　　　　　　背部抚触

图 14-2　抚触全过程图

三、抚触的注意事项

1. 确保抚触时不受打扰，可播放一些轻柔的音乐，每日2～3次，每个动作重复4～6次，每次5～15分钟为宜。婴儿患病或皮肤有异常情况时不宜抚触。

2. 最佳抚触时间是在婴儿两餐喂奶之间、刚洗完澡后。避免在过饱或太饿时进行抚触。

3. 抚触的动作要轻柔，避免接触到婴儿的乳头和肚脐。若婴儿皮肤微微发红，表示力度正好，如婴儿皮肤无变化，则说明力度不够，如揉捏两三下婴儿皮肤就红，说明力度太大。

4. 抚触全过程要注意给婴儿保暖，特别是腹部，可以拿毛巾盖在婴儿肚子上面。

5. 给婴儿抚触时注意眼神和语言交流，可以跟婴儿多说说话，告之按摩部位或诵读抚触顺口溜。

第六节　婴幼儿日光浴

日光浴是通过晒太阳，以促进婴幼儿身体维生素D的合成，提升婴幼儿对钙的吸收能力。日光中的红外线能扩张皮肤血管，紫外线可杀菌，日光可以让婴幼儿感受大自然，身心舒适。

一、日光浴前的准备

育婴员准备同上一节。备水、遮阳帽、婴儿推车、隔尿垫。室外无风雨，气温22℃～30℃。春秋季节上午10～11点，夏季9点前后，冬季上午11～12点。为婴幼儿脱去鞋袜，在保暖的同时尽可能多暴露皮肤。

二、日光浴的步骤

1. 抱起婴幼儿,或将婴幼儿安全放置在推车上,用遮阳帽遮挡住婴幼儿的头部和眼睛。

2. 在日光下先晒晒婴幼儿的小手小脚,特别是手心、脚心。

3. 卷起衣服、裤腿,先晒手臂和腿部,再逐步过渡到腹部→胸部→全身。

4. 解下纸尿裤,在推车上垫隔尿垫,将婴幼儿置于俯卧位,安全放在推车上,将其臀部暴露在日光中。

5. 日光浴过程中适当给婴幼儿补充水分。进行日光浴时气温最高38℃,最低为24℃。

三、注意事项

1. 婴幼儿结束日光浴后,要及时擦汗、更衣。及时给婴幼儿喝点温热水补充水分。

2. 室内日光浴时不要隔着玻璃,玻璃会阻挡阳光中的紫外线,不利于维生素 D 的生成。日光浴时宜穿红色衣服,红色能迅速过滤具有杀伤力的短波紫外线;日光浴时不要穿黑色衣服。

3. 日光浴时间可安排在夏季上午 8~9 点,冬季上午 10~12 点。日光浴时,要对婴幼儿的眼睛进行遮挡,别让太阳直接照射婴幼儿的眼睛。

4. 第一次日光浴 3~5 分钟,之后逐渐延长到 20 分钟。

5. 冬天日光浴时不要暴露婴幼儿身体,可以多晒晒婴幼儿的手脚及臀部。

第七节 婴幼儿空气浴

空气浴是指让婴幼儿的皮肤尽量多地暴露在空气中,这是利用气温与体表的温差来刺激身体,进而达到锻炼的目的。

一、空气浴前的准备

育婴员和婴幼儿的准备同本章第五节。室温不低于20℃,室外无风雨,温度20℃以上。

二、空气浴的步骤

1. 室内开窗,开始可穿衣,去尿布。

2. 抱着婴幼儿,或将婴幼儿安全放置在推车上(推车上垫隔尿垫),随着外界气温升高,逐渐减少衣服直至穿短裤。

3. 当婴幼儿较能适应,室外温度20℃以上且无风雨的情况下可移至室外。

4. 空气浴时适当给婴幼儿补充水分。

三、注意事项

1. 注意保暖,适当增减衣物,以防婴幼儿受凉感冒。

2. 空气浴时间不宜过长,每天户外活动1～2次(异常天气除外),每次30～40分钟。

3. 家中应经常开窗通风。

4. 室外阳光较大时可给婴幼儿戴上遮阳帽或在阴凉处进行空气浴。

第八节 婴幼儿水浴

水浴是指婴幼儿出生后在水中自主运动,即游泳。婴幼儿在游泳时身体不停地运动和被水波冲击,可以让婴幼儿身心舒畅,增加食欲。

一、水浴前的准备

育婴员准备同本章第五节"抚触前的准备"。备游泳颈圈、防水肚脐贴、水温计、浴巾、衣物、一次性纸尿裤。婴幼儿要保持裸体。

二、水浴的步骤

1.下水前安检:婴幼儿下水前,必须对婴幼儿颈圈进行安全检测(如泳圈的型号、保险按扣、是否漏气等)。

2.套颈圈:育婴员将颈圈用手撑开,慢慢地套在婴幼儿颈部,扣好保险按扣,检查下颌是否托在预设位置,婴幼儿能否正常呼吸。贴专业防水肚脐贴,以防感染。

3.入水:用水温计测试水温,34℃~38℃为宜。然后将婴幼儿缓慢送入水中。第一次入水的婴幼儿,可先让婴幼儿足部感受水温,再慢慢将婴幼儿身体放入水中,以免婴幼儿惊慌害怕。

4.观察:婴幼儿游泳时育婴员必须全程守护,适时给予安抚或回应。观察婴幼儿的身体反应,如婴幼儿体温过低或哭闹不止,应尽早带婴幼儿离开。

5.离水:婴幼儿一旦离开水池,应立即用浴巾将其身上的水擦干,穿好衣服及纸尿裤,即使在夏天也应注意,以免着凉。

三、注意事项

1. 选择合适的颈圈，3月龄或体重15斤以上的婴幼儿建议使用腋圈。

2. 水温适宜。水温保持在34℃～38℃，最适宜水温为36.5℃，不得低于32℃。

3. 水浴时间适宜。婴幼儿第一次水浴时间控制在5～10分钟。以后根据情况可适当延长至15～20分钟，最长不宜超过30分钟。

4. 休息。婴幼儿游泳时体力消耗较大，水浴后让婴幼儿好好休息，不要为了补充体力马上给婴幼儿吃东西，应让婴幼儿休息5～10分钟再给婴幼儿喂奶或者别的食物。

5. 水浴时配合音乐对婴幼儿更有利。

第九节 新生儿脐部护理

新生儿脐带一般在结扎后7～10天脱落，脐带脱落前要求每天为宝宝进行脐部护理。

一、脐部护理前准备

1. 育婴员准备：修剪指甲，去除首饰、手表，洗净双手。

2. 环境准备：保持室温在22℃～24℃，湿度55%～65%。

3. 用物准备：消毒棉签、75%乙醇、络合碘、污物桶。

4. 新生儿准备：清醒、情绪愉快。

二、脐部护理步骤

1. 与新生儿沟通，呼唤新生儿乳名，告诉新生儿要为他做脐部护理了。

2. 将新生儿平放于处置台，松解衣物，暴露脐带，注意保暖。

3. 观察新生儿脐部有无渗血、渗液，有无脓性分泌物，有无肉芽组织，有无异味。

4. 一只手提起脐带的结扎线或脐带夹，另一只手用蘸有75%乙醇棉签由上而下擦拭整条脐带，然后换新的酒精棉签以脐窝根部为中心向外转圈擦拭至肚脐周围，最后消毒提过的结扎线或脐带夹。

5. 脐部如有感染可先用络合碘按以上方法消毒后，再用75%乙醇以同样的方法擦拭2～3遍脱碘。

三、脐部护理注意事项

1. 脐部护理最有效的方法是让它自行脱落，切不可剥落。脐带未脱落前，要保持脐带及根部干燥、通风，不宜用纱布或其他东西覆盖脐带。

2. 脐部护理每日2～3次，护理时消毒棉签沿一个方向轻擦脐带及根部皮肤，不要来回擦拭。每根消毒棉签只能擦拭一个部位。

3. 新生儿脐带残端脱落前，沐浴或水浴时要用肚脐贴封闭脐部，以免脐带被水浸湿引发感染。

4. 脐部如有脓性分泌物及周围皮肤出现红肿等现象，不能涂龙胆紫，以防掩盖病情，应立即就医。

5. 脐带脱落后，仍要继续护理2～3天，直到肚脐眼完全收口、干燥为止。

6. 给新生儿穿柔软、纯棉、透气的衣服。更换尿布时，尿布不要覆盖脐部。

第十节 婴幼儿体温测量

测量体温是诊断婴幼儿疾病时常用的检查方法。

一、测量体温前的准备

育婴员与环境准备同本章第五节"抚触前的准备"。备腋下体温计或肛门体温计、电子体温计、小毛巾、卫生纸、消毒盒（内有75%乙醇）、笔、记录本，测量肛温时准备液状石蜡及棉签。

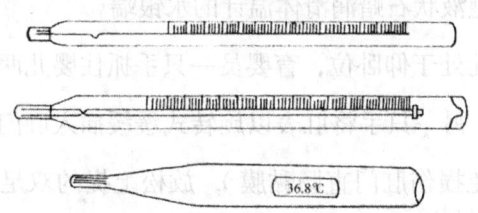

图14-3 肛门体温计、腋下体温计、电子体温计（由上至下）

二、测量体温的步骤（以水银体温计为例）

1. 测腋温

婴幼儿大多数情况下测量腋温，因其方便、安全。

（1）与婴幼儿沟通：与婴幼儿亲切地说话，引导婴幼儿保持愉悦安静，可用玩具逗引婴幼儿，取得婴幼儿的配合。

（2）清洁皮肤：解松婴幼儿衣服，暴露一侧腋下，将婴幼儿抱在怀里或让其坐在育婴员腿上，用小毛巾擦去腋下皮肤汗液。

（3）取出腋下体温计，检查体温计读数是否在35℃以下，体温计是否完好无损、刻度清晰。

（4）将体温计的水银端放入婴幼儿腋窝最深处，紧贴皮肤，屈臂过胸，协助其夹紧体温计，持续放置7～10分钟。

（5）取出体温计读数，读数后将体温计水银柱甩至35℃以下，放入消毒盒内消毒。整理婴幼儿衣服，整理用物。

（6）洗手，记录日期、时间、测量值、测量部位。

2. 测肛温

一般用于婴儿期，婴幼儿发热或体温低于正常，需要密切观察体温时。

（1）将婴幼儿仰卧或侧卧于床上，解松尿布。

（2）取出肛门体温计，检查体温计读数是否在35℃以下，体温计是否完好无损、刻度清晰。

（3）用棉签蘸液状石蜡润滑体温计的水银端。

（4）如果婴儿处于仰卧位，育婴员一只手抓住婴儿两踝并向前上方稍提起，暴露肛门，另一只手将肛表以旋转式缓缓插入肛门3~4厘米（插入时勿用力，以免损伤肛门直肠黏膜），放松上提的双足，握住双踝，以免婴儿活动使肛表脱出。一只手扶住肛表，持续3分钟取出。如果婴儿处于侧卧位，育婴员用一只手的食指与拇指将婴幼儿臀部分开，暴露肛门，其余步骤同前。

（5）取出体温计转动温度表，直到可以见到一条粗线为止，从水银柱上读取所指数字。

（6）用干净纸巾擦净婴幼儿臀部，系尿布。整理婴幼儿衣裤。用纸巾擦去体温计上的污物，读数后甩至35℃以下，放入消毒盒内消毒。

（7）洗手，记录日期、时间、测量值、测量部位。

3. 电子体温计的测量方法及步骤详见其使用说明书。

三、注意事项

1. 操作中注意为婴幼儿保暖，避免着凉。

2. 婴幼儿在吃饭、喝水、运动出汗等情况下,应休息半小时后再测体温。

3. 婴幼儿哭闹时应设法让其停止啼哭，保证在安静状态下测体温。

4. 婴幼儿不能测量口温，以免发生意外。患有腹泻、心脏病者不宜测肛温。腋下有创伤、皮肤溃疡、炎症及肩关节受伤时不宜测腋温。

第十一节　婴幼儿喂药护理

口服用药是婴幼儿常用的用药方法，由于药物的味道不受婴幼儿喜爱，喂药有一定难度，育婴员应掌握婴幼儿喂药的技巧，以保证治疗方案的落实。

一、喂药前的准备

育婴员洗净双手，仔细核对医嘱与药物，认真看清自备药的说明书。室内环境整洁、安静、安全。备大毛巾、有把手的小药杯、小匙、量药杯或注射器、冷开水 100 mL、温糖水 100 mL、纸巾。婴幼儿觉醒，情绪安静。

二、喂药的步骤

1. 与婴幼儿沟通，逗引婴幼儿，并告诉婴幼儿"吃药药啦"，取得婴幼儿的配合。

2. 喂粉剂药

（1）将药置于小容器内，然后加少量冷水或温糖水，用小匙搅匀。喂苦药片，应先研碎后用温开水或糖水调成糊状（必要时加适量的糖）。

（2）用大毛巾垫在婴幼儿的下巴下方以免弄湿衣服。

（3）将婴幼儿抱在怀里，使其呈半仰卧位，头部稍高些，适当固定其手脚。

（4）先喂一口糖水，然后将盛有药物的小匙放进其嘴里，并用小匙稳稳地压住其舌头，趁其上腭往上时慢慢将药喂下。待婴幼儿将药全部吞咽后，再将小匙退出。或用拇指和食指轻轻捏一下婴幼儿的面颊，待婴幼儿张嘴后，用小匙或药杯紧贴其嘴角将药喂下。

（5）药投入口腔后喂水漱净，以免药物残留。

3. 喂药水及糖浆

（1）将药瓶轻轻地上下或来回摇晃均匀，但不能剧烈晃动以防起泡沫。

（2）将摇匀的药瓶平放在桌上，用量杯或一次性注射器（去掉针头）准确量取用量。

（3）其余步骤同粉剂药物的喂食方法。

三、喂药的注意事项

1. 喂粉剂药或研碎的药片时，应在服用前溶于水，服用时再加以搅拌，水量不宜过多。

2. 喂水剂或糖浆时，不能拿瓶子直接喂婴幼儿，会使药物污染和剂量不准确。

3. 不要将药混在牛奶或果汁等饮料中喂婴幼儿，以免发生化学反应，降低药物的效果。

4. 不要捏着婴幼儿的鼻子喂药，不要在婴幼儿熟睡时喂药，药液会很容易呛入气管，导致窒息或吸入性肺炎。

5. 不要用哄骗、威吓的手段给婴幼儿喂药，以免影响其胃肠的蠕动和消化液的分泌。

6. 对牙齿有腐蚀作用和使牙齿染色的药物，如酸类、铁剂，可用吸管吸入，避免与牙齿接触，服后漱口。服用铁剂应忌茶，以免影响铁的吸收。

7. 服用磺胺类药和发汗药应多饮水。刺激食欲的健胃药应在进食前服，助消化的药及对胃有刺激性的药应在进食后服。

8. 同时服用多种药物时，口含片、止咳糖浆等对呼吸道黏膜有安抚作用的药应在最后服，服后暂不宜饮水。

第十二节　婴幼儿眼、鼻、耳滴药法

当婴幼儿眼、鼻、耳部不适时，在其相应部位滴药是主要治疗措施，育婴员必须掌握其操作方法和注意事项。

婴幼儿滴眼药法

一、滴眼药前的准备

育婴员、环境和婴幼儿准备同"婴幼儿喂药护理"的准备。如眼内分泌物过多，点眼前应用无菌棉球或清洁毛巾拭去分泌物或泪液，保证眼部清洁。

二、滴眼药的步骤

1.滴眼药水

（1）与婴幼儿沟通，告之婴幼儿要点眼药水了，必要时解释用药目的，取得婴幼儿的配合。

（2）婴幼儿仰卧，头稍向后仰。

（3）育婴员一只手食指将婴幼儿下眼皮轻轻往下拉，使眼皮与眼球间的结膜囊形成袋状沟，另一只手持滴眼液在距眼睛1～2厘米处将1～2滴药液滴入袋状沟。不要滴到角膜（黑眼珠）上，以免刺激眼睛眨眼，将药挤出眼外。眼药水瓶口切勿触及眼睑及睫毛，详见图14-4。

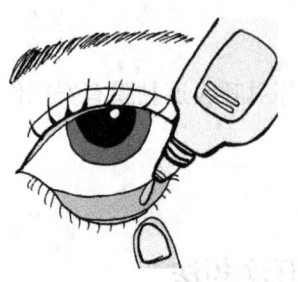

图14-4 滴眼药水

（4）点药后松开拉眼皮的手，并用拇指、食指轻压鼻根处2～3分钟。

2.涂眼药膏

（1）与婴幼儿沟通，同滴眼药水的做法。婴幼儿取仰卧位或坐位。

（2）育婴员一只手轻轻撑开婴幼儿的上下眼皮，另一只手将少许软膏自双眼外侧涂入袋状沟内。

（3）帮助婴幼儿轻轻开、闭上下眼皮数次，使药膏分布均匀。

三、滴眼药的注意事项

1.滴眼药需遵医嘱。滴眼液应在有效期内，并在开封后15天内使用。眼药水瓶勿倒置，放置在婴幼儿不能拿到的位置。

2.如需滴多种药物，每种药物之间要间隔5～10分钟；应先滴眼药水后涂药膏；先滴刺激性弱的药物，再滴刺激性强的药物；使用混悬液前必须将药液摇匀。

婴幼儿滴鼻药法

一、滴鼻药前的准备

同"婴幼儿滴眼药法"的准备。

二、滴鼻药的步骤

1.与婴幼儿沟通，同滴眼药水的做法。

2.育婴员先轻轻擤出婴幼儿鼻内分泌物，如果鼻腔内有干痂，应取出干痂。

3. 根据婴幼儿情况可采取以下几种体位：

（1）仰卧垂头位：仰卧于床上，头向后仰，悬于床沿或肩下垫枕，与身体平面呈 90 度直角，前鼻孔向上，并固定头部。

（2）坐位：坐在靠椅背上，头尽量后仰，固定头部后滴药。此法对伴有急性中耳炎及卡他性中耳炎的婴幼儿更适合，可以使药液进入鼻腔后段咽鼓管的开口处。

4. 将药液滴入患侧鼻腔 2～3 滴，滴药后轻按两侧鼻翼，让药液充分吸收，5 分钟后可坐起，详见图 14-5。

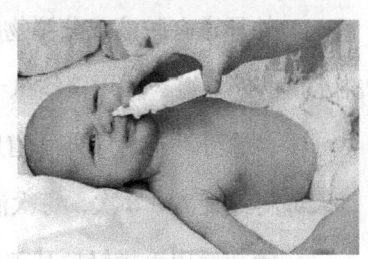

图 14-5　滴鼻药的方法

三、注意事项

1. 如果同时使用两种以上的滴鼻药时，两药之间应间隔 5 分钟。

2. 如同时使用会使鼻黏膜血管收缩的滴鼻药及含消炎药的滴鼻剂，则先滴会使鼻黏膜血管收缩的滴鼻药，滴后保持原体位 5 分钟；再按原体位滴含有消炎药的滴鼻剂。这样药液不仅能进入鼻腔，而且还能与病变部位充分接触，取得最佳疗效。

3. 滴药时滴管勿接触婴幼儿鼻翼，以免污染药液。如用滴管滴药，必要时可在滴管末端套上橡皮胶管以免损伤鼻黏膜。滴鼻药专人专用。

婴幼儿滴耳药法

一、滴耳药前的准备

同"婴幼儿滴眼药法"的准备。

二、滴耳药的步骤

1. 与婴幼儿沟通，同"婴幼儿滴眼药法"。

2. 婴幼儿取侧卧位或坐位，患耳向上。

3. 检查外耳道情况，将耳郭向下方牵拉。

4. 外耳道有脓液或分泌物时，滴药前分别用3%过氧化氢溶液或生理盐水清洁外耳道，并用棉签拭干脓液。

5. 拉直外耳道，顺外耳道后壁缓慢滴入药液3～4滴；如为耵聍栓塞，每天可滴药液7～8次，每次滴入药液量要适当增加，3天后取出耵聍。

6. 滴药后用手指轻拉耳郭或反复轻按耳屏数次，使药物流入耳道或中耳腔内。

7. 滴药后保持原体位5～10分钟，使药液与中耳腔充分接触。

8. 将消毒棉球塞于外耳道口，扶婴幼儿坐起，观察婴幼儿用药后的反应。

9. 整理用物，洗手。

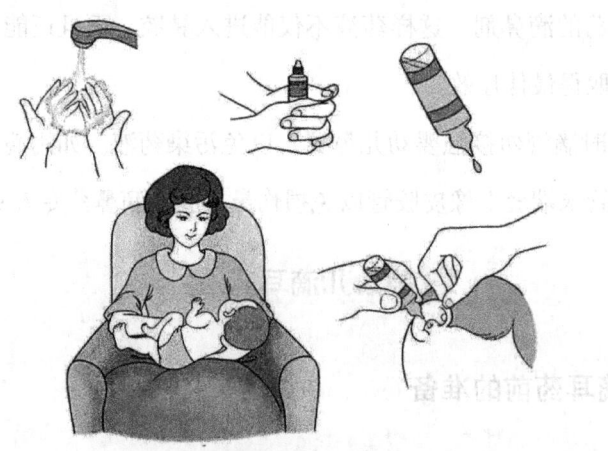

图 14-6　滴耳药的方法

三、滴耳药的注意事项

1. 滴入药液温度宜接近体温，以免刺激迷路神经，而引起眩晕、恶心、呕吐等不适。

2. 在外伤性鼓膜穿孔急性期，禁止用任何水样液体滴耳，以免细菌随药液进入中耳腔，导致感染。

3. 遇外耳道昆虫类异物，可滴入酒精使其麻醉，或滴入植物油类，使其窒息，然后冲出或取出，必要时就诊。

4. 患外耳道炎和耳道霉菌病的婴幼儿，应及时就医，遵医嘱用药。

第十五章 婴幼儿意外伤害的处理

学习目标：
1. 掌握表皮擦伤、头皮血肿的初步处理方法
2. 掌握四肢扭伤后的冷敷和热敷方法
3. 熟悉蚊虫、蜂蜇的处理方法
4. 掌握烧烫伤和鼻出血的紧急处理

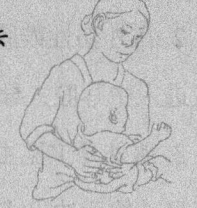

第一节 婴幼儿表皮擦伤的处理

表皮擦伤一般不会流很多血，但会引起强烈的疼痛感。擦伤后可见表皮破损并有可能出现组织液渗出。

一、表皮擦伤处理前的准备

育婴员束发、洗手、戴口罩，备无菌棉签、碘伏，室内光线明亮，温湿度适宜，安抚婴幼儿情绪，使其保持安静。

二、表皮擦伤处理的步骤

1. 清洁创面

（1）如果创面很干净，可用棉签蘸取络合碘涂在创面上，一般消毒两遍，暴露创面让其自然干燥，并保持创面干燥。

（2）如果创面粘有泥土，应先用清水或生理盐水清洗，然后涂上碘伏，暴露创面让其自然干燥。

（3）如果创面沾有碎玻璃或金属碎屑，在无法清洁干净时应去医院处理。

2. 预防伤口感染：轻微擦伤无须进一步处理。如果伤口处有红肿、分泌物等感染症状，应及时就诊。

3. 在伤口出血时可用纱布或者创可贴包扎伤口，每天更换，有渗血应及时就诊。

三、注意事项

1. 表皮擦伤需保持创面的清洁干燥，每日可用碘伏消毒 1～2 次。

2. 不在擦伤处涂抹香油或者口水等，因其含有细菌，容易引发感染。

3. 如果擦伤面积太大，伤口上沾有无法自行清洗掉的玻璃碎屑、沙粒、污物，或者受伤部位肿胀严重、疼痛，或者受伤部位很重要（如脸部），则应立即带婴幼儿就医。

4. 表皮擦伤时无须往创面上覆盖东西，如创可贴。贴上创可贴，伤口处的分泌物不易干燥，反而易引起化脓。

第二节　婴幼儿四肢扭伤的处理

扭伤是指旋转、牵拉或肌肉猛烈而不协调的收缩等间接暴力，使关节突然超出生理范围的活动时，引起肌肉、肌腱、韧带、筋膜、关节囊等组织产生撕裂、断裂或移位等。

一、扭伤处理前准备

育婴员束发、修剪指甲、去除首饰、洗手、戴口罩。备盛有冷水的小面盆、3 块毛巾、热水袋、60 ℃温水、冷水壶，室内光线明亮、温湿度适宜，安抚婴幼儿情绪，使其保持安静。

二、扭伤处理步骤

1. 逗引婴幼儿并与其沟通，以免哭闹。

2. 抱起婴幼儿，观察扭伤程度。

3. 湿毛巾冷敷：小面盆内放置冷水。将1块小毛巾浸湿后拧干，以不滴水为度敷于扭伤处，2～3分钟后替换1块毛巾冷敷于扭伤处，持续时间为15～20分钟，每天1次。

4. 热水袋热敷：扭伤48小时以后方可热敷。

（1）打开热水袋盖子，往里吹气，再拧上盖子。在面颊旁挤压，确定热水袋完好无损。

（2）打开热水袋盖子，一手提起热水袋一侧口沿，另一手灌入50 ℃温水至2/3袋。

（3）去除热水袋多余气体，拧上盖子，倒提热水袋，确定无漏水。

（4）用毛巾包裹热水袋，放置于扭伤处，持续热敷15～20分钟，每天1次。

三、注意事项

1. 婴幼儿在活动时扭伤诉疼痛，要立即停止活动，以防伤势加重。

2. 可用绷带包扎好或者把扭伤部位抬高，帮助减轻肿胀。

3. 若受伤后很快出现明显的肿痛和瘀青症状，往往提示损伤较为严重，应立刻就医。

第三节　婴幼儿皮下血肿的处理

婴幼儿血肿最常见的部位是头部。血肿是指皮下小血管破裂、血液渗到组织液中引起局部皮肤水肿，外观呈肿块状。

一、头皮血肿处理前准备

育婴员停下手中所有工作，备冰块、包裹冰块的毛巾、盛有冷水的面盆，2块小毛巾、冷水壶、纱布、绷带。环境与婴幼儿准备同本章第一节。

二、头皮血肿的处理步骤

1. 观察婴幼儿的面色及全身损伤状况。

2. 婴幼儿磕到之后，不要按揉，立即用手掌压迫局部5分钟。压迫面积应大于受伤面积，以减轻皮下出血。

3. 冷敷：同上一节"扭伤处理步骤"之"湿毛巾冷敷"。

4. 将纱布放在血肿处，再用绷带缠绕包扎。

5. 24～48小时以后再用温水敷，以加速瘀血消散。

6. 一般血肿2～3天就会逐渐消退，如果婴幼儿出现呕吐、烦躁、头痛、嗜睡以及血肿没有消散且变得越来越大的情况，要及时就医。

三、注意事项

1. 如果婴幼儿撞到了头部，要持续观察至少48小时，观察婴幼儿是否有嗜睡、昏睡、昏迷、呕吐、牙关紧闭等表现，如有应立即就诊。

2. 婴幼儿磕碰后出现瘀青或血肿，可按扭伤处理步骤先冷敷，48小时后热敷。

3. 不要用任何活血化瘀或有止血作用的外用药物，以免加重出血。

第四节 婴幼儿蚊虫等叮咬的初步处理

婴幼儿在室外或是蜂窝周边玩耍,容易被蚊虫叮咬或是蜂蜇伤,会出现疼痛、局部皮肤红肿、瘙痒等,育婴员应先做初步处理,酌情就诊。

一、蚊虫等叮咬后处理前准备

育婴员、环境与婴幼儿的准备同本章第一节,备肥皂、花露水、炉甘石洗剂。

二、蚊虫等叮咬后处理步骤

1.安抚情绪:用玩具逗引婴幼儿,转移其注意力,减少其恐惧和哭闹。

2.使用碱性物质(如碱性肥皂)清洗局部,缓解瘙痒,预防红肿。

3.根据蚊虫叮咬情况选用合适药膏

(1)普通的蚊虫叮咬,局部皮肤仅稍许红肿伴轻微瘙痒,可使用花露水(风油精、清凉油、碘酊、青草膏、无比滴)等,均匀涂抹在叮咬部位。

(2)如出现明显红肿、瘙痒难忍等症状,可以采用持续冷敷的方法消肿止痒。

(3)如除红肿及瘙痒明显外,出现水疱,严禁抓破。水疱小于1厘米,外涂外用抗生素如红霉素或莫匹罗星软膏;水疱超过1厘米,到医院进一步处理,并修剪婴幼儿指甲避免抓挠。

(4)如叮咬部位很多,全身瘙痒明显,除上述处理外,应去医院处理。

4.蜜蜂等带尾刺一类昆虫蜇伤

(1)检查皮肤是否留有蜂刺。如有肉眼可见的蜂刺,于局部皮肤消毒后,可用指甲刀或是镊子把蜂刺夹出来,夹的过程动作一定要轻,以免把毒囊挤破。

（2）为缓解蜇伤部位的肿胀和瘙痒等症状，可在蜇伤部位的周围涂些医用酒精或少许抗组胺软膏或局部冷敷。

（3）一旦发现与叮咬有关的喉头发紧、呼吸困难、发烧、血尿等严重症状，需立即就诊。

三、注意事项

1. 被蚊虫叮咬后应防止婴幼儿抓伤口，以免感染，给婴幼儿修剪指甲，注意卫生。

2. 如果被蚊虫叮咬的位置是眼睑、耳郭、嘴唇和包皮等处，应避免使用对皮肤有刺激性的药物，如患部出现明显肿胀，需就诊。

3. 观察药物效果及不良反应，如果叮咬部位涂药后没有好转，反而红肿范围扩大、出现皮疹，须警惕药物过敏，应及时就医。

第五节　婴幼儿烧烫伤的处理

烫伤是婴幼儿常见的意外伤害之一，初步处理方法是否正确与预后密切相关。

一、烧烫伤处理前准备

育婴员停下手中所有工作。备流动水、剪刀、盆、纱布，避开人多和物品杂乱的地方。

二、烧烫伤的处理步骤

1. 冲：以流动冷水冲洗伤口15～30分钟，快速降低皮肤表面热度，详见图15-1。

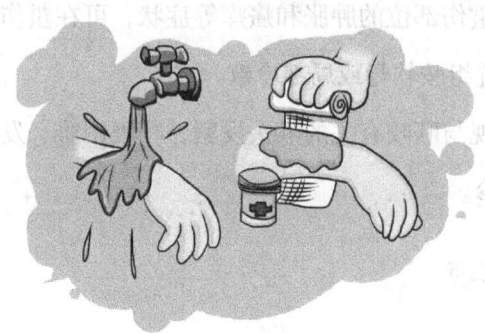

图 15-1 烫伤后立即在流动的冷水下冲洗

2. 脱：在充分的冲洗、浸泡后，在冷水中小心脱去衣物。可以用剪刀剪开衣服，不要强行剥去衣物，以免弄破水疱，引起感染。

3. 泡：在冷水中持续泡 10～30 分钟，可减轻疼痛及稳定患儿情绪。如果烫伤处出现水疱，可直接将烫伤部位置于冷水中浸泡。如果烧烫伤面积大或婴幼儿年龄较小，可用面盆边泡边急诊。

4. 盖：使用干净无菌的纱布或棉质的布类覆盖于伤口，并稍加固定，以减少外界的污染和刺激，有助于保持伤口的清洁和减轻疼痛。

5. 送：简单应急处理后尽快送到有烧伤病房或烧伤中心的医院治疗。

三、注意事项

1. 如遇强碱、强酸灼伤，应立即脱去或剪掉被浸渍的衣服，再用大量清水冲 20 分钟以上后急送医院。如有吸水性强的材料（干毛巾、面纸等），先吸干皮肤上的溶液，再用大量清水冲。用冷水冲洗时，不要把水龙头直接对准烫伤部位，可从一侧让水流到烫伤处。

2. 如遇着火被烧伤，严禁奔跑、呼救，以免火借风势加重烧伤，喊叫可能会吸入一些烟雾，导致呼吸道损伤。

3. 注意脱衣服的时候要用剪刀剪开衣服，如果衣服粘住了皮肉，也可以边浇水边剪衣服，不能强行脱掉，以免弄破水疱。

4. 严禁在创面上抹盐水、牙膏、香油、酱油等，以免继发感染及影响医生对伤情的判断和处理。

第六节 婴幼儿鼻出血的初步处理

秋冬气候干燥，毛细血管干燥破裂；有过敏性鼻炎的婴幼儿鼻痒，不自觉地挖鼻子等因素均可引起鼻出血。

一、鼻出血处理前的准备

育婴员洗手，备冷水、冰袋或冷毛巾、消毒纱布或棉球，室内光线充足、温湿度适宜，安抚婴幼儿情绪。

二、鼻出血处理的步骤

1. 逗引婴幼儿不要哭闹，让婴幼儿稍低头，身体前倾。

2. 育婴员用拇指和食指紧捏婴幼儿两侧鼻翼约 10～15 分钟。

3. 少量出血时，可用冰袋或湿毛巾冷敷前额及颈部，或用冷水及冰水漱口，使血管收缩，减少出血。

4. 如果压迫止血不见效，可以用消毒的纱布或棉球塞进出血侧的鼻孔止血。

5. 如果血液流进了婴幼儿口腔，要引导婴幼儿将血吐出来。

6. 如果采取上述措施后，鼻出血仍不止，或者婴幼儿的出血量较大，应紧急就诊。

三、注意事项

1. 不要用纸巾堵塞婴幼儿鼻孔。其压力不够，达不到止血的效果，且易诱发感染。

2. 不要让婴幼儿抬起头。婴幼儿头抬高时，血液会被吞咽，刺激胃肠引起恶心、呕吐等，特别是出血量大时，还可能会发生误吸。

3. 如果婴幼儿反复流鼻血，应去医院检查，排除鼻炎、鼻腔异物等疾病。

第十六章 婴幼儿健康情况的观察

学习目标：

1. 学会观察新生儿睡眠、大小便、黄疸等情况
2. 学会观察婴幼儿哭声、面色、唇色、腹部、四肢及饮食情况
3. 学会辨别婴幼儿口腔、视力、听力的正常与异常情况
4. 了解婴幼儿心理行为的观察方法

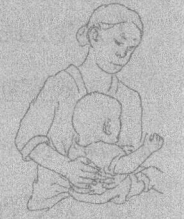

第一节 新生儿一般情况的观察

新生儿一般情况的观察包括喂养、睡眠、大小便、黄疸、脐部等。

一、观察前准备

新生儿一般情况的观察需要了解新生儿的正常生理情况和异常表现，掌握观察的基本技能。

二、观察的步骤

1. 新生儿喂养情况的观察

（1）观察新生儿每天吃奶的次数和每次吃奶的量，依据新生儿每日需求的热量（大约 110～120 kcal/kg），判断新生儿摄入的量是否合适。

（2）观察新生儿的吸吮情况，听到新生儿吞咽的声音或是观察到吞咽动作说明新生儿吃进奶了，如果只是吸吮没有吞咽则表示为无效吸吮。

（3）观察新生儿每次吃奶所需要的时间，吃奶后有无呕吐和溢奶情况，拍嗝能否缓解。

（4）注意观察新生儿的大便性状，若大便带有泡沫或呈绿色一般表示喂养过度，可适当控制奶量。

（5）每日测量新生儿的体重，看体重的增长是否适度。

2. 新生儿睡眠情况的观察

（1）观察新生儿睡眠的时长，刚出生的新生儿几乎24小时都在断断续续的深睡或浅睡状态中，随着年龄的增长，睡眠逐渐减少。

（2）观察新生儿睡眠的姿势，仰卧、侧卧和俯卧都可以，但仰卧要预防新生儿溢奶引起呛咳窒息，俯卧要观察新生儿的口鼻是否被压住影响呼吸，侧卧是比较安全的睡眠姿势，可预防新生儿吐奶，也不会遮盖口鼻引起窒息。

（3）观察新生儿睡眠过程中是否有异常，如睡眠中是否有吐奶、溢奶，是否有惊醒等。

（4）观察新生儿的头型，刚出生的新生儿喜欢偏向一侧睡觉，会使后脑部变得左右不对称，导致一侧头型扁平，不仅影响美观还会影响新生儿的脑部发育。

（5）观察新生儿睡眠时是否反复摇头、出汗、蹭来蹭去，睡眠不安甚至哭闹应考虑中耳炎、湿疹、缺钙等疾病。

（6）观察新生儿有无吸吮拇指睡。新生儿常会在潜意识里把身体最脆弱的部分保护起来，当新生儿感到"皮肤饥饿"又无人抚摸时，就会情不自禁地把手指含在嘴里以获得安全感。

3. 新生儿大小便情况的观察

（1）大便颜色。新生儿出生24小时内排出胎粪，颜色呈黑绿色，黏稠；出生后2~3天，大便颜色变浅，逐渐为军绿色。母乳喂养的新生儿的大便呈黄色或金黄色；配方奶喂养的新生儿的大便呈淡黄色。

（2）大便气味。新生儿的胎便是没有臭味的，母乳喂养的新生儿的大便味酸不臭，配方奶喂养的新生儿的大便有明显臭味。

（3）大便形状和稀稠度。新生儿的胎便通常为黏稠状，母乳喂养的新生儿的大便软膏样；配方奶喂养的新生儿的大便则均匀较硬。

（4）每日大便的次数：

①胎便一般需要2～3天排尽，每天约3～5次。若出生后24小时未排胎便，应警惕消化道先天畸形致粪便梗阻，须及时就诊。

②配方奶喂养的新生儿，每天大便1～3次。

③母乳喂养的新生儿每日排便2～4次。刚出生时大便次数多些，每天4～5次，甚至每次哺乳后都要排便。如果出现大便较稀、次数较多等情况，只要精神和吃奶情况良好，体重增加正常，没有排便困难、腹痛、胀气的情形，则属正常。如果新生儿每天排便超过5次，属生理性腹泻。5月龄后母乳喂养的婴儿大便次数明显减少，每1～2天排便1次，或3天内排便1次也是正常的。

④由于新生儿神经发育不健全，可能每次排便浑身使劲，脸涨得通红，该情况随着年龄增长而缓解。若每日排便4～5次或更多，或2～3天才排1次，但大便性状如常，新生儿体重增加，精神状态好，则不必过虑。

（5）会阴部和臀部的皮肤情况。如发现皮肤发红、发白或有皮疹等异常应及时处理。

4. 新生儿黄疸的观察

新生儿期黄疸分生理性和病理性两种。约50%～70%正常足月新生儿在出生后2～3天可出现黄疸，第4～5天达高峰，第10～14天逐渐消退。早产儿消退时间为2～4周。

（1）育婴员剪短指甲、洗手，并搓热双手。

（2）将新生儿放在自然光线下观察。详见图16-1。

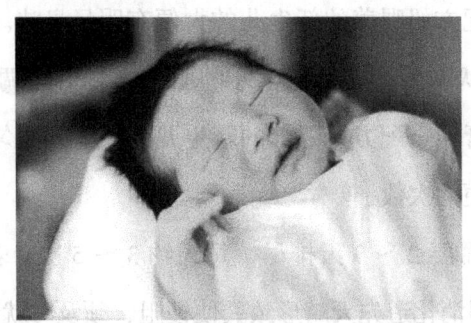

图16-1　自然光线下观察新生儿黄疸

（3）观察时用手按压新生儿皮肤1～2秒钟，按压测量部位较适宜，然后迅速将手放开，此时可排除皮肤颜色的影响而观察到皮肤真实的黄疸情况。

（4）观察新生儿的白眼珠、眼泪及小便是否黄染，如有应立即就医。

（5）可用经皮黄疸仪每日测量，并记录每次测量的部位和所测结果值。

5.新生儿脐部情况的观察

新生儿脐带一般在出生后3～7天或稍长时间内自然脱落。在脐带未脱落前，应每日观察。

（1）育婴员剪短指甲、洗手，并搓热双手，打开新生儿的衣被，露出腹部。

（2）看看新生儿脐部及其周围皮肤是否出现发红、有无分泌物、有无气味等异常情况。

（3）在脐带未脱落前，可适当轻微提起脐带，切不可用力，只需让脐带稍微露出脐窝，观察脐窝及其周围皮肤是否有发红、糜烂、渗液和渗血等现象。

（4）发现异常情况，要及时做好记录。对于不能确定的情况，应尽早就诊。

6. 新生儿消化状态的观察

（1）观察新生儿的食欲，记录每次饮食的量。

（2）观察大便的量、性状，有无特殊异常气味，是否消化正常。

（3）观察新生儿的体重增长情况。

三、注意事项

1. 观察时尽可能不让新生儿知道，以免引起紧张而影响观察结果。

2. 观察时可同时与新生儿交谈或者逗哄，转移其注意力，减少紧张。

3. 记录所观察的情况。

第二节 婴幼儿啼哭的观察

婴幼儿啼哭是反映其情绪和病痛的一种特殊语言方式，也是提出各种要求和意愿的表达形式，充满着丰富的感情色彩。育婴员必须细心观察，理解和寻找婴幼儿啼哭的原因。

一、观察啼哭前的准备

婴幼儿随时随地都有可能啼哭，辨别婴幼儿的哭声需要有一定的知识储备和育儿经验。

二、观察啼哭的步骤

了解婴幼儿哭声的高低、强弱、面部表情及手舞足蹈的程度所表达的意思。

1. 饿了的哭声：①婴儿常在喂奶后2～3小时啼哭，哭声较短，声音不高不低，长短均匀，平坦而富有节律。与此同时可见婴儿转动头部并张嘴左右觅食，手指靠近婴儿口周，会试图吸吮；②婴儿吸入奶头后，会立即停止啼哭。吃着吃着，突然又大哭，应考虑是否奶水太冲，呛奶了或奶水少，吮吸起来太费劲。如果是配方奶喂养或是挤出母乳用奶瓶喂，还要考虑奶水过热、过冷等情况。发现问题后，及时调整。

2. 犯困时的哭声：①婴幼儿的哭声中透着不耐烦，一边哭一边打哈欠，而且双手不停地揉搓鼻子和眼睛，提示婴幼儿要睡觉了。如果未及时哄睡，哭声可能会更强烈，而且还略有颤抖和跳跃；②正确的做法是让周围安静下来，将婴幼儿放到他熟悉的小床上，拍拍他，让他尽快入睡。

3. 大便或者尿尿了的哭声：①婴幼儿吃饱睡足后会哭，但哭声不响，没眼泪，扭来扭去的。有时候还会双眉紧锁、小脸涨红，双腿乱蹬，呈用力状，这种情况可能是大便了；②待为其换上干净的尿布后，便会停止哭闹，或玩耍或入睡。

4. 感到热时的哭声：①婴幼儿舞动四肢、皮肤潮红，哭得响亮有力，较热时婴幼儿面部和全身出汗；②为婴幼儿减少衣被，或适当调整室内温度，或将婴幼儿移至凉爽的地方。通常情况下，婴幼儿就会安静下来。

5. 感到冷时的哭声：①当婴幼儿觉得冷，会发出轻微乏力、似哭非哭的哭声，声音音调不高，肢体不太动，甚至身体蜷缩、嘴唇发紫，手脚冰凉；②为婴幼儿添加衣服或盖被等，适当提高室温，直至婴幼儿手脚温暖。

6. 撒娇、求关注的哭声：①婴幼儿撒娇时，一般似哭非哭，哼着，声音音调不高；②育婴员把婴幼儿抱起来后哭声就会停止。

7. 害怕时的哭声：①这种情况一般会发生在黑暗中或独处时，听到突如其来的响声，婴幼儿会突然发出刺耳的哭声，甚至伴随间断性号叫，还会出现四肢同时伸展、小拳头张开等惊吓反射；②可轻拍婴幼儿背部或是轻声安抚，哭吵厉害时应抱起安抚。

8.疼痛时的哭声:婴幼儿的哭声无规律,声音较高且长而有力,多为阵发性,忽缓忽急,不觅食,这时喂奶婴幼儿会吐出奶头继续哭闹。这种情况有可能是肠绞痛、胀气、皮肤感染等,必要时应就诊。

三、注意事项

育婴员对婴幼儿哭闹要迅速回应,并查找原因,适当处理。哭泣会使呼吸加深加快,长时间哭泣可能导致缺氧引起晕厥。

第三节 婴幼儿亚健康状态的观察

亚健康状态是指人的身心处于疾病和健康之间的一种健康的低质状态。

一、观察前的准备

观察婴幼儿是否处于亚健康状态,主要是通过观察婴幼儿的面色、舌色、唇色、腹部、四肢温度及饮食状况等来评估,观察前育婴员需要储备相关知识,及时发现婴幼儿的异常。

二、观察的步骤

1.观察面色

(1)观察婴幼儿的面部颜色。婴幼儿正常面色应该是红润、有光泽、皮肤光滑。如面色苍白提示贫血,面色灼热发红提示发热。

(2)观察是否有伴随症状,如面色苍白是否伴有气促、唇周发绀等。

2.观察唇色

(1)观察唇的颜色变化。正常健康的嘴唇红润而有光泽,干湿适度而有弹性。

（2）观察唇的湿润度。唇失滋润、唇口糜烂、唇边生疮多是核黄素缺乏。

（3）观察婴幼儿是否还有伴随其他症状，如婴幼儿口唇红赤伴口臭、呃逆，提示肝火太旺。

3. 观察腹部

（1）育婴员剪短指甲、洗手，并搓热双手。将婴幼儿平卧在床上，露出腹部。

（2）观察婴幼儿腹部皮肤是否完整，腹部有无隆起等。

（3）触摸婴幼儿腹部是否柔软，有无触痛等。

（4）做好记录，对于难以描述的症状可以拍照留存，必要时将几次观察的照片拿出来对比，以发现其变化。

4. 观察四肢温度

（1）育婴员剪短指甲、洗手，并搓热双手。

（2）看看婴幼儿的手、脚颜色是否正常，婴幼儿的手指、脚趾是否有异物缠绕。

（3）摸摸婴幼儿的手、脚温度是否适宜，也可给婴幼儿测量体温来协助判断。

（4）发现异常情况，要及时做好记录。对于不能确定的情况，应尽早就诊。

三、注意事项

1. 观察时可与婴幼儿交谈或者逗哄，转移其注意力，减少紧张，以免影响观察结果。

2. 腹部观察时为避免婴幼儿腹肌紧张，观察者可先将手掌置于腹壁上，使婴幼儿适应片刻，再行触诊。

3. 不同的检查部位应结合不同的触诊手法，灵活应用。

第四节　婴幼儿口腔、视力、听力的观察

婴幼儿口腔、视力、听力的异常情况，可能是某些疾病导致的，育婴员应了解其正常与异常情况的观察方法。

一、观察前的准备

育婴员需要了解婴幼儿口腔、听力与视力的正常情况与异常情况的判断。

二、观察的步骤

1. 观察口腔

（1）育婴员洗净双手。

（2）育婴员拿手电筒等光源，逗哄婴幼儿张开嘴巴。

（3）按一定顺序，如从口腔右上方→左上方→左下方→右下方，依次检查婴幼儿的口腔黏膜是否有破损，有无疱疹，牙齿是否正常。

（4）对于有口水的婴幼儿要及时擦净口水，预防窒息。

2. 观察视力

（1）育婴员洗净双手。

（2）用柔和的手电筒光源照射婴幼儿眼睛，正常情况下，婴幼儿会立即闭上眼睛。如果婴幼儿的目光总不朝向有光线的地方，则为异常。

（3）观察婴儿的头眼协调动作。正常的新生儿低头前倾时，眼球会向上转，头后仰时，眼球则向下看。观察新生儿的原始注视，用一个大红色绒球在距眼20厘米处移动60度角的范围，能引起新生儿的注视，头和眼

还会追随红球慢慢移动，为头眼协调。2～3月龄时，会定点看东西，甚至会转动头部去追视移动体。

（4）婴幼儿视力异常的表现

3月龄以后：不会玩手；看到奶瓶没有反应，对熟悉的面孔不感兴趣，有用小手挤压眼睛的习惯。

4～6月龄：不会伸手去接递给他的东西，不把手里的东西放在嘴里，给人斜视的印象。

7～9月龄：不寻找在他视野中看不见的东西，不弯腰去捡拾地上的东西，对周围人突然的动作没有反应。

18月龄：走路动作很笨拙，经常跌跌撞撞，躲不开眼前的障碍物；不会用手去指自己想要的东西等。

3. 观察听力

（1）在日常生活中观察婴幼儿对外界声音的反应，正常婴幼儿表现如下：

0～3月龄：对突然出现的声响有惊讶反射或会从睡眠中惊醒。

4～6月龄：对日常的各种声音表示关注。

7～9月龄：会寻找声源。

10～11月龄：伴随音乐节奏舞动身子。

1岁左右：能听懂简单句子的意思。如果婴幼儿没有在相应的年龄阶段出现以上对应的行为，则提示听力异常。

（2）对婴幼儿发出某些指令，如"请把红色玩具拿给我"，看婴幼儿的反应，观察其能不能完成指令。

（3）正常新生儿一般在出生48小时后进行听力筛查。如果第1次筛查未通过或未能进行，须在出生后42天内进行复筛。复筛仍未通过的婴幼儿须在出生后3个月时转诊至省级卫生行政部门规定的听力障碍诊治机构接受进一步诊断。

三、注意事项

1. 婴幼儿口腔、视力、听力的观察贯穿在婴幼儿的成长过程之中，需要一个长期观察和对比的过程，不能因为一次异常就下判断，以免引起不必要的紧张。

2. 观察婴幼儿的视力、听力等，要根据婴幼儿的月龄来采用不同的方法。

3. 视力检查时灯光光线要柔和，不宜太强太亮，避免伤害眼睛。

第五节 婴幼儿正常心理行为的观察

婴幼儿正常心理行为的观察内容包括运动、认知、语言、社会性发展等。

一、观察前的准备

育婴员需要了解婴幼儿心理行为发育的正常情况与异常表现，能做出准确的判断，并做出相应的处理。

二、观察的步骤

1. 婴幼儿运动的观察

（1）了解婴幼儿的基本情况，如婴幼儿在孕期及出生时的情况，婴幼儿的性格、脾气和习惯等。

（2）婴幼儿大运动和精细动作的观察，详见上篇第二章第四节相关内容。有的婴幼儿运动可能会延迟，但如果婴幼儿延迟1～3个月仍不能达到正常婴幼儿的发育水平或如果婴幼儿到了某个时期,而与该时期的正常发育水平相差很大,视为运动发育异常。

(3)对于难以判断的情况,应带婴幼儿去专业机构检测。

2. 婴幼儿认知的观察

"认知"涵盖了与一般智力相关的各种技能,包括注意力、感知力、推理能力、学习能力及语言技能。认知涉及的内容非常广,需要在日常生活中慢慢发掘,如发现婴幼儿认知能力偏离正常水平或疑似认知障碍时,宜尽早带婴幼儿去专业医疗机构检查。

3. 婴幼儿语言的观察

婴幼儿语言的发展需听觉、发音器官及大脑功能均发育正常。育婴员需依据婴幼儿各年龄阶段语言发展规律,在日常生活中细心观察婴幼儿的语言发展是否达到同龄儿童的正常水平。婴幼儿语言发展的规律详见上篇第二章第三节相关内容。

4. 婴幼儿社会性发展的观察

婴幼儿社会性发展是儿童心理发展的一个重要方面。育婴员应重点观察婴幼儿的亲子关系、同伴关系及有无认生情绪,如平常生活中是否会做亲子游戏,游戏过程中是否有互动、交流等,1岁左右时与同伴有无简单的交往,2岁左右与同伴玩耍时,是否能主动加入,有无轮流替换、模仿和互补行为等。

婴幼儿一般在3～6月龄时开始认人,会对熟悉的人表示认可、肯定、接受以及喜欢。7～8月龄会对不熟悉的人表现出认生,看到妈妈或熟悉的人就愉悦,会讨妈妈开心。9～12月龄看到陌生人可能会觉得害怕,表现为拒绝陌生人的拥抱、紧抓妈妈的衣物、看见陌生人会哭泣等。

三、注意事项

1. 观察时不要刻意安排，尽可能不让婴幼儿知道，以免引起紧张而影响观察结果。

2. 观察应反复多次进行，切不可仅凭一两次观察结果就轻易下结论。

3. 在观察的过程中，和婴幼儿建立友好、信任关系，根据婴幼儿的年龄、性别、情绪等调整交流方式。

4. 观察中注意婴幼儿精神状态、情绪状态、注意力集中程度，有无影响结果的外来因素。

第六节 婴幼儿心理与行为发育的观察

婴幼儿神经心理的发育也称为行为发育。心理与行为的发育与体格发育相互影响，相互促进，正常与否可以从心理与行为发育的各个方面做出判断和评价。

一、观察前的准备

育婴员应了解婴幼儿行为发育的正常情况，常见行为问题的异常表现，能做出准确的判断与相应的处理。

二、观察的步骤

1. 在对婴幼儿进行观察时，应该明确婴幼儿正处在发展的哪个阶段，这个阶段的典型特征是什么。结合婴幼儿发展的背景和婴幼儿已有的经验，采取恰当措施为婴幼儿提供帮助。

2. 观察婴幼儿日常行为，如是否喜欢和同伴抢东西。婴幼儿喜欢"抢"

东西其实就是表现了一种独占行为。而独占是儿童的天性，很正常，不是他不愿意分享，而是不会分享，还不具备分享的概念和能力。

3.观察婴幼儿常见的睡眠问题、偏食、咬指甲等不正常行为，做好记录，仔细观察一个周期（1周或者1个月）内发生的次数和频率。

三、注意事项

1.观察前先了解婴幼儿的情况，根据观察目的确定观察对象，选择适宜的观察方法。

2.观察中确保婴幼儿有充足的时间去表现，以呈现其真实的状态。

3.持续观察，以确保能够观察到婴幼儿典型的行为和持续的发展过程。

4.应尽可能减少对观察过程的控制和干预，确保婴幼儿处于自然状态。

第十七章 婴幼儿运动训练

学习目标：
1. 掌握婴幼儿大运动的训练方法
2. 掌握婴幼儿精细运动的训练方法

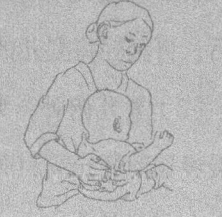

第一节 婴儿抬头、翻身训练

婴幼儿有其自身的生长发育规律，一般婴儿3个月时可以练习抬头和竖头，4个月后可以练习翻身。

练习抬头

一、练习抬头前的准备

育婴员束发，修剪指甲，洗手，取下首饰。备稍硬的床或台面，清除周围障碍物；备逗引玩具（红色摇铃）。室内环境整洁、安静、安全，温湿度适宜，可播放缓慢柔和的音乐。于婴儿吃奶后30～40分钟，心情愉悦时进行练习。活动前脱去婴幼儿外衣，换好尿布。

二、练习抬头的步骤

1. 俯卧转头

适宜年龄：0～6月龄。每日练习2～5次，每次2～5分钟。

（1）与婴儿进行沟通，告诉婴儿："宝宝，我们现在练习转头，好不好呀？"

（2）将婴儿趴着放在床上呈俯卧位，将婴儿的头部转向一方，1～2分钟后，再轻轻将婴儿的头转向另一方。

（3）婴儿俯卧，头朝向一侧，育婴员用小电筒或摇铃，吸引婴儿注意，并慢慢移动灯光或声源，引导婴儿转动头部至另一侧。

2.俯卧抬头

适宜年龄：2～6月龄。每日练习2～5次，每次3～5分钟。

（1）将婴儿仰卧放在台面或床上，育婴员一手托住婴儿的下巴，另外一只手紧贴婴儿颈部及背部，翻身。

（2）婴儿趴着的正确姿势是：婴儿的双手撑开放在胸口来支撑其头和胸部，脚着床。

（3）翻身后如果婴儿抬不起头或者费劲，可用手轻轻托住婴儿下巴，或给婴儿胸下垫小垫子、小枕头。

（4）可用红色摇铃吸引婴儿注意力，用言语逗引婴儿，锻炼婴儿抬头。

（5）育婴员在婴儿能独立抬头时，可轻轻按摩婴儿的颈部和背部。

练习翻身

一、练习翻身前的准备

同本节"练习抬头前的准备"。

二、练习翻身的步骤

1.两臂支撑俯卧

适宜年龄：2～6月龄。每日练习2～5次，每次2～10分钟。

（1）婴儿俯卧在床上或地板上，育婴员双手手心向上，与婴儿的手掌相合，托住婴儿手掌带动其手臂向上、向前运动。

（2）在婴儿俯卧位的前方20～30厘米处，放置一面镜子，告诉婴儿镜子里能看到什么，鼓励并帮助婴儿伸手向前触摸镜子。

2. 翻身

适宜年龄：4～6月龄。每日次数不限，每次2～10分钟。

（1）与婴儿进行沟通，告诉婴儿："宝宝，我们现在练习翻身，好不好呀？"

（2）帮助婴儿侧卧：如果婴儿翻身有困难，育婴员双手固定住婴儿双腿，将右侧小腿搭在左侧小腿上，右手握住婴儿的右手，左手推动婴儿的右肩，使其身体自然地向左侧卧。

（3）训练婴儿自主侧卧位：先让婴儿仰卧，育婴员在婴儿一侧用色彩鲜艳或者有响声的玩具逗引婴儿，训练婴儿从仰卧位翻至侧卧位。

（4）帮助婴儿翻身呈俯卧位：侧转身后固定好婴儿的腿，先别让婴儿翻过去，帮助婴儿压在身体下面的那只手臂向上抬，用手护住婴儿头颈部位，帮助婴儿翻身呈俯卧位。

（5）帮助婴儿翻身呈仰卧位：婴儿俯卧位时，育婴员一边在其身后叫他的名字，一边用带声音的玩具逗引他，引诱他在寻找声音时，顺势将身体翻成仰卧位。如果婴儿不能完成，育婴员一只手固定婴儿的腰腹部，另一只手扶住婴儿的腿部向上朝自身近侧翻转。

3. 翻身游戏

适宜年龄：4～6月龄。每日练习3～4次，每次1～3分钟。

（1）将婴儿放在被单上，由父母分别抓住被单的两个角，轮流拉高或放低，让婴儿在被单里滚来滚去，体验翻身的要领。

（2）当婴儿能够随心所欲地翻动身体时，在床上摆放一些障碍物，如枕头、棉被、拥抱型玩具等，让婴儿从上面翻过去。

（3）在地板上铺软垫，准备好床单、被单或毛巾被。让婴儿躺在床单上，只将头露在外面。育婴员用被单或毛巾被把婴儿卷起，然后拉住床单的一边，让婴儿慢慢顺势滚出。

三、注意事项

（一）抬头

1. 当婴儿饥饿、困倦或是吃完奶时，1小时内不要让婴儿练习抬头。

2. 婴儿练习抬头要循序渐进，第一次2～3分钟，慢慢过渡到每次5分钟，每天2～5次。

3. 婴儿趴着的台面不宜过硬或过软，衣服要宽松，以免束缚或勒住婴儿，限制婴儿活动。

4. 当婴儿练习抬头表现出不乐意时，要及时结束练习，待婴儿情绪稳定时再进行练习。

（二）翻身

1. 在婴儿趴着抬头较稳时，翻身可与抬头同时训练。

2. 帮助婴儿翻身时多与婴儿聊天，逗逗婴儿，让婴儿喜欢翻身的感觉。

3. 帮助婴儿翻身时动作要轻柔，在周围安装好护栏，以确保婴儿安全，防止坠床等意外。

4. 每次练习结束，育婴员可以把婴儿抱起，抚摸婴儿身体各部位，帮助其放松肌肉。

（三）翻身游戏

1. 婴儿在被单中体验翻身时，父母需抓紧被单，游戏结束时，应先将被单轻放于床上,再去抱婴儿,不可一人先松手,以免导致婴儿坠地。

2. 当婴儿能够随心所欲地翻身时,必须有人守护,床边放置床栏,以免婴儿翻下床。

第二节　婴儿坐、爬练习

6月龄的婴儿已经能坐,8月龄婴儿已经能单独坐好。日常训练能促进婴儿坐、爬的发育。

练习坐

一、练习坐前的准备

育婴员与环境准备同上一节"练习抬头前准备"。备能滚动和发声的、婴儿熟悉又感兴趣的玩具,一次不超过3样;备毛巾、饮用水、可更换的衣服。

二、练习坐的步骤

1. 与婴儿进行沟通,告诉婴儿:"我们坐起来哦,看着我们前面有什么好玩的东西呀?嘻嘻!小鸭鸭在游泳哦!"

2. 扶坐或靠坐

适宜年龄:4～6月龄,每日练习次数不限,每次3～5分钟。

(1)扶坐:婴儿与育婴员面对面,坐在育婴员的膝上。育婴员双手轻轻围抱着婴儿,有节奏地与婴儿说话、游戏。然后悄悄放手,让婴儿身体保持短暂的平衡。

(2)靠坐:让婴儿靠在沙发背上或妈妈胸前依坐或用枕头垫住婴儿背部或两侧。

3. 拉坐

适宜年龄：5～6月龄，每日练习2～3次，每次5～10分钟。

（1）在婴儿仰卧时，育婴员握住婴儿双手腕部。

（2）慢慢将其从平卧位拉至坐位，然后再慢慢放下，反复练习几次。逐步过渡到由婴儿的双手握住操作者的手指坐起来，婴儿的头能伸直，不向后仰。

4. 坐着玩

适宜年龄：7～8月龄，每日练习2～3次，每次5～15分钟。

（1）在婴儿前面放他喜欢的玩具，逗引他自己抓取然后拿在手中玩耍。

（2）让婴儿坐着吃点心，坐着听音乐等。

练习爬

一、练习爬前的准备

同本节"练习坐前的准备"。

二、练习爬的步骤

1. 与婴儿进行沟通，同练习坐的沟通。

2. 手膝爬行

适宜年龄：7～9月龄，每日练习3～4次，每次5～10分钟。

（1）将婴儿趴放在安全干净的地面或床上。

（2）一个人在婴儿前面，一个人在婴儿后面。

（3）前面的人牵婴儿的右手，或在婴儿视线前方用玩具逗引婴儿，后面的人推婴儿的左脚。牵婴儿的左手时，同时推婴儿的右脚。

（4）借助工具辅助爬行：婴儿刚学爬时，其腹部不能离开地面，操作者可用大毛巾提起其腹部,让重心落在婴儿手脚上,便于手膝爬行,以后逐渐减少帮助,让婴儿练习自己爬。

3. 爬行游戏

(1) 追球游戏:在婴儿学会手膝着地爬行后,让鲜艳的皮球在四周滚来滚去,以吸引婴儿追逐。育婴员在旁用语言提示和鼓励婴儿。

(2) 爬坡游戏:父亲、母亲有间隔地躺在婴儿身边,成为爬行障碍物。在另一侧放上一个能吸引婴儿的玩具,让他从父亲、母亲的身体上爬过去得到玩具。

(3) 爬山洞游戏:父母弯腰,用身体和双手形成"拱门",当婴儿爬过一个"拱门"后,父亲或母亲又在前方接上一个"拱门",激励婴儿不断向前爬。

三、注意事项

1. 练习坐

(1) 婴儿坐的周围要有抱枕、被子等柔软的保护物,并避开墙角、柜子等地方。

(2) 当婴儿会坐时,不可单独坐在床上,尤其不能坐在靠近无床栏的一侧,以防婴儿摔下床。

2. 练习爬

(1) 爬行过程中,如果婴儿的脚不动,家长可以把手放到婴儿的膝盖上,帮助他弯曲一下小腿,还可以通过推婴儿的脚掌来帮助其向前爬。

(2) 每次爬行持续时间因人而异。对于9~12月龄婴儿,育婴员可以运用语言提示,如"坐下来和玩具宝宝玩一玩""躺下来,看看上面有什么"等,使婴儿改变动作,从而调节运动量。

（3）在爬行活动中，育婴员要用语言、动作和表情等鼓励婴儿，激发其勇敢往前爬。当婴儿获得成功时，则通过拥抱、亲吻、拍手等形式给予及时的表扬与肯定。

第三节　婴幼儿站立、行走动作的训练

婴幼儿站立、行走动作的训练，可以促进其体格发育，扩大视野和活动空间，帮助婴幼儿建立自信、自强和独立的性格，为将来的发展打下良好的心理基础。

练习站立

一、练习站立前的准备

育婴员准备同本章第一节"练习抬头前的准备"。备相对结实、易扶的物体，环境宽敞、清洁、明亮，地面平整。婴儿着软硬度适宜的鞋。

二、练习站立的步骤

1. 扶物站起

适宜年龄：7～10月龄，每日练习次数不限，每次2～3分钟。

（1）让婴儿从卧位拉着东西站起或牵着婴儿一只手让婴儿自己站起来。

（2）把婴儿抱到椅子、沙发旁边，诱导他扶着东西站起来，在站位时用玩具逗引3～5分钟，扶住双手慢慢坐下，扶站几分钟后要扶坐，以免疲劳。

2. 由坐到站

适宜年龄：10～12月龄，每日练习次数不限，每次3～5分钟。

（1）坐膝站起：成人盘腿坐在地垫上，让婴儿坐在成人的腿上，成人

帮助其站起来再坐下，反复多次。

（2）坐椅站起：让婴儿坐在高度适宜的椅子上，练习站起来再坐下。

3. 由站到坐

适宜年龄：10～12月龄，每日练习次数不限，每次3～5分钟。育婴员用语言指令婴儿站起或坐下，训练婴儿能较灵活地站起或坐下，建立平衡感。

4. 独站

适宜年龄：10～12月龄，每日练习次数不限，每次3～5分钟。在婴儿扶着东西站立时，鼓励他松开手，试着独立站一会儿。

5. 当训练站立结束时，要及时鼓励婴儿，可竖起拇指说"宝宝你真棒"。

三、注意事项

1. 设置一个安全活动区域，周围不要有尖锐物品和多余障碍物。

2. 婴幼儿学习扶站时，摔跤是难免的，不要一摔跤就把婴幼儿抱起来，可以给婴幼儿示范怎么爬起来，不必过多干涉与过度保护。练习过程中适时让婴幼儿休息。

练习行走

一、练习行走前的准备

同本节"练习站立前的准备"。

二、练习行走的步骤

1. 练习扶行

适宜年龄：11～24月龄。每日练习3～4次，每次3～5分钟。

（1）借助外物扶走：让婴幼儿扶着可依靠的家具，自己练习扶着行走。育婴员在不同的位置呼唤婴幼儿的名字或用有趣的玩具逗引，鼓励婴幼儿扶着走过来。

（2）借助学步的小推车：①准备牢固的独轮推车或购物小车；②让婴幼儿扶着推车的扶手，边推车边走。育婴员跟在旁边保护婴幼儿，及时用语言鼓励婴幼儿。

（3）提供一些玩具、盒子等"货物"，让婴幼儿推着装有"货物"的小车进行送货游戏。

2. 练习自己走

适宜年龄：13～36月龄。每日练习3～4次，每次3～5分钟。

（1）让幼儿在两位照顾者之间走过来，再走过去。

（2）在距离幼儿几步远的地方用玩具逗引幼儿前进，当幼儿走到玩具处，要让幼儿玩玩具，体验成功的喜悦。

（3）准备一些动物形象的拉车或能发出响声的拖拉玩具，让幼儿拖着玩具随意走动。创设相应的场景，让幼儿拉着小车练习侧身走、倒退走、转弯走。

3. 练习行走游戏

（1）跨障碍：①将一根绳子平放在地上，让幼儿跨过绳子；②在幼儿跨障碍动作熟练后，可在地上放置一些2～5米高的物品，如书籍、盒子等，让幼儿跨越过去。

（2）爬、站、走：①创设能练习爬、站、走的场景。在地上铺上爬行垫，使垫子与能扶走的家具等对接并放置一些毛绒玩具，引导幼儿爬行并拿到毛绒玩具，在经过扶走后又将玩具送回家；②育婴员可以根据家庭实际情况，有效利用有限的家庭空间、材料布置适宜的运动环境，使幼儿的各种基本动作都得到练习。

（3）在两条线中走：①在地上放两根绳子，绳子与绳子的间距为 15～25 厘米，让幼儿练习在两根绳子之间走路而不碰到绳子；②育婴员如带着幼儿外出，让他在人行道的盲道上或在公园的青石板线路上行走等。

三、注意事项

1. 选择在平坦、范围较大、安全的地方学习走路，为幼儿提供合适的学步鞋。

2. 要有耐心地诱导幼儿走路。可以选在草地上、铺爬行垫的地板上或硬床上进行。

第四节 幼儿跑、跳动作的训练

幼儿跑、跳动作的训练，可以锻炼幼儿的平衡感和动作控制能力。

一、练习跑、跳前的准备

同本章第三节"婴幼儿站立、行走动作的训练"前的准备。

二、练习跑、跳的步骤

（一）练习跑的步骤

1. 跑步扶停

适宜 17～24 月龄幼儿，每天练习 4～5 次。幼儿刚开始学习跑步，平衡感不够好，动作的控制能力不够强，往往跑起来就很难停下来，可以让幼儿和育婴员面对面相隔一段距离，让幼儿向育婴员方向跑，育婴员扶停。

2. 抛球捡球

适宜17～24月龄幼儿，每天练习4～5次。育婴员将球抛到远处，鼓励幼儿跑步捡球。捡到球再抛球，反复进行。

3. 跑步游戏

（1）逗跑游戏：适宜18～24月龄幼儿。育婴员用力向前滚动一只球或带响声的瓶罐，与幼儿一起跑步争抢球或瓶罐。

（2）踢球游戏：适宜2～3岁幼儿。把球放在地上，让幼儿踢着球走。

（3）追跑游戏：适宜2～3岁幼儿。①选择晴天，在开阔、柔软的草坪上，育婴员和幼儿玩"你追我跑"的游戏；②育婴员鼓励幼儿和小伙伴一起玩。

（4）听指令跑：适宜2～3岁幼儿。①育婴员与幼儿共同念儿歌："小宝宝，真爱玩，摸摸这儿，摸摸那儿。"育婴员念"摸摸桌子跑回来"，幼儿向指定的桌子跑去；②育婴员变换目标物品名称，让幼儿反复游戏。可将"跑回来"改成"走回来""跳回来"。

（二）练习跳的步骤

1. 扶跳

适宜15～18月龄幼儿，每日练习2～3次，每次5～10分钟。育婴员在幼儿背后，用两只手扶着幼儿的腋下，让幼儿站在有一定弹性的蹦床上，自由屈膝、蹬腿、向上做跳跃动作。

2. 双足台阶跳

适宜25～30月龄幼儿，每天练习4～5次，每次5～10分钟。育婴员双手牵着幼儿从最后一级台阶跳下或散步时由父母牵着幼儿的双手，双足往前跳。

3. 双脚向上跳

适宜25～30月龄幼儿，每天练习4～5次，每次5～10分钟。育婴员和幼儿面对面手拉手，鼓励幼儿用力向上跳。

4. 兔子跳

适宜25～30月龄幼儿，每天练习4～5次，每次5～10分钟。育婴员让幼儿模仿小兔子双脚向前进行跳的动作。

5. 并足原地跳

适宜2～3岁幼儿，每日练习1～2次，每次2分钟。

（1）育婴员与幼儿面对面，手拉手，双脚并拢，随着口令"一、二、三，跳！"双膝向上跳起后，双脚轻轻落地，然后过渡到拉一只手自己跳。

（2）在幼儿头顶上方悬挂气球，让幼儿跳起后用头顶球或用手拍球。

6. 立定跳远

适宜2～3岁幼儿，每日练习1～2次，每次2～3分钟。让幼儿学做小兔子或小青蛙，双足并拢，两腿弯曲，身体略向前倾，用力向前跳。

7. 练习跳的游戏

（1）跳"房子"：适宜2～3岁幼儿。①在地面上画5～6层的"房子"，每一层"楼"大小30厘米×30厘米。让幼儿站在"房子"外，双脚并拢跳入第一层、第二层直至跳入三角形的"房顶"；②在第一层内投进一沙包，让幼儿跳进"房子"后用脚将沙包踢入第二层，再跳入第二层，依次跳直至跳入三角形的"房顶"。

（2）跨跳游戏：适宜2～3岁幼儿。①在地上放一根绳子，先让幼儿跨过绳子，再练习跳过绳子；②将绳子拴在两个椅子之间，使绳子离地面约5厘米，让幼儿练习跨跳。待其动作熟练后，可以将多根绳子摆成一行，尽头放置幼儿喜欢的玩具，让幼儿连续跨跳取到喜欢的玩具。

三、注意事项

1. 做好运动前准备和运动后的护理

运动前，育婴员应帮助幼儿做热身运动，如曲身、下蹲等。运动中，应适当增减衣物，帮助幼儿擦汗。运动后要做放松运动，不能马上坐下或躺下。如大量出汗，可淋浴，及时擦干身体换衣，并补充水分。

2. 经常变化运动环境，扩大运动视野

选择不同的环境让幼儿进行锻炼。如运动场、草地上、树林中等，使其融入大自然。

3. 循序渐进

运动应从小开始，逐渐增加运动时间和运动强度，给予幼儿适度的运动挑战，并鼓励幼儿独立完成，使他从运动中获得积极、自信、乐观的心智。

第五节 婴幼儿精细运动的训练

婴幼儿精细运动主要是手指的运动，通过手指动作的训练，可以促进其大脑发育和灵活运转，为成年后心灵手巧打下良好的基础。

一、精细运动前的准备

育婴员与环境准备同本章第一节"练习抬头前的准备"。备适合婴幼儿小手抓握、带有悦耳响声、质地光滑、大小适中的玩具。给婴幼儿脱去宽大的外套，穿便于进行游戏的衣服。

二、精细运动的步骤

（一）抓握动作训练

适宜 0~3 月龄婴儿，每天练习 4~5 次，每次 2~5 分钟。

1. "小沙锤"游戏：练习手指的抓握能力。

将小沙锤放在婴儿的手心，育婴员用手掌帮助婴儿握住圆柄；当婴儿握紧后，再轻轻地将沙锤拔出。反复进行练习，两手交替练习。

2. "小摇铃"游戏：培养婴儿看、听能力，练习抓握动作。

（1）婴儿仰卧，在婴儿眼前 30 厘米处轻轻地摇晃小摇铃，让婴儿听和看。当婴儿注视后再从左到右、从右到左地摇晃摇铃，让婴儿追随其转头。

（2）在婴儿左手侧摇晃摇铃，并说"宝宝拿"，把摇铃放在婴儿手中，让其抓握。

（3）在婴儿右手侧摇晃摇铃，并说"宝宝拿"，把摇铃放在婴儿手中，让其抓握。

（二）拍打动作训练

适宜 3~5 月龄婴儿，每天练习 4~5 次，每次 2~5 分钟。

1. "拍拍打打"游戏：训练用手够取、抓握、拍打物品。

（1）婴儿仰卧，将音乐健身架放在婴儿胸前，育婴员拉动绳子，使音乐响起来，激发婴儿兴趣。

（2）握着婴儿的手，拍打健身架上的玩具，使其发出声音。鼓励婴儿自己用手拍打、抓握。

2. "拍打串铃"游戏，训练用手拍打串铃的动作，感知动作与声音的关系，建立听觉和动觉的联系。

（1）串铃吊在音乐健身架上（取下健身架上的其他物品）。

（2）婴儿仰卧，将音乐健身架放在婴儿胸前，育婴员拍打串铃，激发婴儿兴趣。

（3）握着婴儿的手，拍打健身架上的串铃，同时说"拍拍拍，铃铛叮叮叮"；鼓励婴儿自己用手拍打串铃。

（三）取物、倒手、对击动作训练

适宜6～9月龄婴儿，每天练习4～5次。每次5～10分钟。

1."选择天线宝宝"游戏，学习选择不同颜色相同形状的玩具，练习准确抓取眼前的物品。

（1）准备一套天线宝宝玩具。

（2）婴儿靠坐在育婴员前面，育婴员逐一出示玩具，介绍颜色及名称。

（3）让婴儿自由选择，当婴儿选择一个玩具时，育婴员马上说出玩具的颜色和名称并及时给予鼓励。

2."抓糖果"游戏，训练婴儿五指抓的动作。

（1）准备纸包的糖果，每人一大碗。

（2）育婴员出示一碗糖果，示范五指抓。

（3）为婴儿独自提供一碗糖果，鼓励婴儿抓糖果，育婴员在一旁说"宝宝抓糖果"，并将洒出的糖果拣起放进碗里。

3."换手拿"游戏，认识玩具名称，模仿动物叫声，练习倒手。

（1）准备小动物玩具，每人3个。

（2）育婴员坐抱婴儿，先逐一出示玩具，说出名称，再示范讲解。

（3）先递给婴儿一个玩具，然后从婴儿拿玩具这一侧再递玩具，说"宝宝再拿"，刺激婴儿将手中玩具倒手后，再接另一个玩具，游戏可重复几次。

4."敲敲敲"游戏，练习两手对击的动作。

（1）育婴员和婴儿面对面坐着，准备小沙锤2个，育婴员示范对击小沙锤。

(2)育婴员将小沙锤递给婴儿,边示范边说"敲敲敲",让婴儿模仿对击动作。

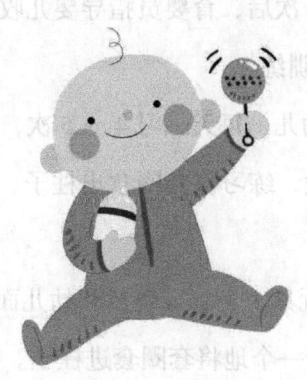

图 17-1　婴幼儿精细动作的训练

(四)松手投入动作训练

适宜 10～12 月龄婴儿,每天练习 4～5 次,每次 5～10 分钟。

1."小动物搬家"游戏,训练婴儿松手投入的动作。

(1)准备捏响小动物玩具若干个,塑料小盆 2 个。

(2)育婴员出示装有小动物的小盆,逐一介绍小动物的名称,小盆是小动物的家,示范将动物从一个盆子搬到另一个盆子,鼓励婴儿将小动物搬到新的家。

2."小球入杯"游戏,训练婴儿松手动作和对准投入的动作。

(1)准备乒乓球若干个,高杯子一个。育婴员示范将小球投入杯子。

(2)育婴员让婴儿把小球投入杯子,并发出"咚咚"的声音,激发婴儿的兴趣。

3."形状投入"游戏,学习将不同形状的积木对应投入投放盒内,练习手眼协调。

(1)准备圆形、方形、三角形投放盒各 1 个。

(2)育婴员示范将圆形、方形、三角形积木投入相应的投放盒内,然后让婴儿将圆形积木投放至圆形投放盒；当婴儿放进去时，育婴员要给予鼓励。同法让婴儿投放其他形状的积木。

（3）反复进行2～3次后，育婴员指导婴儿收拾玩具。

（五）套、垒高动作训练

适宜13～15月龄幼儿，每天练习4～5次，每次10分钟。

1."彩色套塔"游戏，练习将套圈拿出柱子、套进柱子的动作，训练手眼协调。

（1）准备彩色套塔玩具1个。育婴员和幼儿面对面，示范将套圈一个一个地拿出柱子，再一个一个地将套圈套进柱子。

（2）鼓励幼儿将套圈一个一个地拿出柱子，再由育婴员按从大到小的顺序将套圈逐个递给幼儿，让幼儿一个一个地将套圈套进柱子。反复进行2～3次。

2."搭积木"游戏，初步学习积木垒高6～8块，训练手眼协调，培养信心。

（1）准备方形小积木8块。育婴员示范并指导幼儿搭积木，并悄悄保护幼儿搭高的积木不让倒下，让幼儿体验成功，培养垒高的兴趣和信心。

（2）幼儿搭高后育婴员要及时鼓励。

（六）食指动作训练

适宜13～15月龄幼儿，每天练习4～5次，每次5～10分钟。

1."按一按、拨一拨"游戏，训练食指按的动作，五指拨的动作，初步理解开和关的意义，加强动作的目的性。

（1）准备按拨器1个，育婴员示范按拨器操作，引起幼儿的注意，强调开和关。

（2）育婴员鼓励幼儿用食指按按钮，使其发出音乐，育婴员手把着幼儿的手按开和关,同时说出"开"和"关"。

2."拨珠子"游戏,训练用食指拨珠的动作,感知红色。

(1)准备五色拨珠器1个。

(2)育婴员和幼儿面对面坐着,示范用食指拨红色的珠子,让幼儿模仿。

(3)手把手指导幼儿用食指一个一个地拨红色的珠子。

(七)敲打、舀动作训练

适宜16～18月龄幼儿,每天练习4～5次,每次5～10分钟。

1."拍小鼓"游戏,练习敲打的动作,通过敲打小鼓发出声音,理解动作和声音的关系。

(1)准备小鼓、鼓槌各1个。育婴员告诉幼儿"这是小鼓",并敲打小鼓引起幼儿的兴趣。

(2)育婴员和幼儿面对面,育婴员敲打鼓,再让幼儿自己敲打鼓,使其发出声音。同时育婴员嘴里发出"咚咚咚"的节奏。

2."抢球大赛"游戏,复习对颜色、圆形的认识,训练舀的动作。

(1)准备"抢球大赛"玩具、托盘,每人1份。

(2)育婴员出示"抢球大赛"托盘,让幼儿说出小球的颜色和形状。

(3)幼儿练习用小勺舀小球。

(4)育婴员和幼儿比赛用小勺舀小球。

(八)两指捏动作训练

适宜19～21月龄幼儿,每天练习4～5次,每次10～15分钟。

1."虫吃苹果"游戏,练习两手配合针穿洞的动作,训练两手动作配合的协调性。

(1)准备"虫吃苹果"玩具,每人一个。

(2)育婴员和幼儿面对面坐着,育婴员发给幼儿玩具说"给你红色的苹果,小青虫想吃苹果,请你帮个忙",育婴员帮助幼儿将"虫子"穿过苹果。

（3）然后让幼儿自己穿,在幼儿换手拉线时育婴员用食指顶住针的末端,不让其滑下,确保幼儿成功。当幼儿成功时,育婴员要予以称赞。

（4）反复进行2次后让幼儿收拾玩具。

2."家畜小抓手板"游戏,复习对家畜的认识,练习两指捏动作,训练手眼协调。

（1）准备家畜小抓手板,每人一片。

（2）育婴员和幼儿面对面坐着,指着板上的图,让幼儿说出家畜的名称。

（3）育婴员让幼儿请小动物出来玩,并说"请××动物出来玩",把小动物拿出来。

（4）育婴员说"天黑了,请小动物回家",让幼儿摆放小抓手板,并说"请××动物回家"。

（九）旋转、套叠动作训练

适宜22～24月龄幼儿,每天练习4～5次,每次10～15分钟。

1."瓶子瓶盖配对"游戏,学习按大小配对,练习旋转的动作。

（1）准备大小不一的瓶子和瓶盖若干个,托盘一个。

（2）育婴员出示装有瓶子、瓶盖的托盘,让幼儿区分大小。

（3）让幼儿给瓶子找盖子,找到了将盖子旋上。

2."套碗"游戏,理解大小顺序,学习按大小顺序套碗,1～5手口一致地点数。

（1）准备"套碗"玩具1套。

（2）育婴员出示"套碗"玩具,指导幼儿按碗的大小将碗排成一排,并进行点数。

（3）将碗从大到小垒高,将碗按顺序套叠。

3. "搭高楼"游戏,学习用积木垒高、架空的技巧,培养想象和建构能力。

(1)准备彩色积木,每人1盒。

(2)育婴员出示彩色积木,示范用积木垒高、架空搭高楼。

(3)育婴员和幼儿一起搭高楼,欣赏幼儿的作品,让幼儿说说高楼的门和窗户在哪里。

(十)捏、搓、折动作训练

适宜25~36月龄幼儿,每天练习2~3次,每次10~15分钟。

1. "搓萝卜"游戏,学习用橡皮泥搓萝卜的动作,初步能根据萝卜形状搓出上粗下细的形状。

(1)准备红色橡皮泥每人1条,塑料垫板每人1块,塑料萝卜玩具1个,小兔手偶1个。

(2)育婴员出示小兔手偶和萝卜玩具,说"兔子肚子饿了,请你用橡皮泥帮助兔子做萝卜"。

(3)让幼儿观察萝卜的形状:一头粗,一头细,育婴员用橡皮泥示范搓萝卜。

(4)幼儿在育婴员指导下学习搓萝卜,将搓好的萝卜喂兔子。

2. "折手绢"游戏,学习边对边折的动作,训练手眼的协调性。

(1)准备彩色正方形毛边纸,每人1张。

(2)让幼儿跟着老师折"手绢"。边对边折成长方形,强调要对齐,转个方向,再边对边折成正方形。

(3)让幼儿欣赏自己折的方形"手绢"。

三、注意事项

1. 活动中育婴员不能让婴幼儿离开自己的视线单独活动。

2. 精细动作训练中的"道具",如糖果、小针、橡皮泥等,育婴员要仔细看管,谨防婴幼儿误入口中引起意外。

3. 当婴幼儿获得成功的时候,育婴员应及时给予鼓励和表扬。

● 第十八章　婴幼儿语言及情感能力的培养

学习目标：
1. 掌握婴幼儿语言训练游戏的方法
2. 掌握婴幼儿情感游戏的互动方法

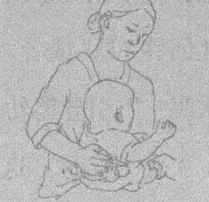

第一节　婴幼儿语言训练游戏

语言训练游戏可促进婴幼儿语言和思维发展，育婴员必须掌握。

一、游戏前的准备

育婴员衣物舒适柔软，无首饰及配饰，精神饱满，场地可选择室内比较硬的床、地板或室外草地。室内温湿度适宜，空气流通，光线柔和；室外无风雨，在温度适宜及阳光不强烈的地方进行。按照内容和要求准备物品。婴幼儿穿着舒适的衣服，精神愉悦，注意力集中。

二、游戏的步骤

1. 游戏名称：当宝宝的导游，适宜 4～10 月龄婴儿。

游戏举例：育婴员经常带婴儿外出游玩，比如公园、邻居家等，给婴儿介绍周围环境，遇到与婴儿同龄的小伙伴，要积极引导他们交流玩耍，同时还可以教婴儿发出弄舌和咳嗽的声音，训练婴儿发出"ba-ba""ma-ma""da-da"的声音。

2. 游戏名称：简单表达自己，适宜11～18月龄婴幼儿。

游戏举例：日常生活中，制造和婴幼儿对话的机会，多引导婴幼儿对答。比如，把婴幼儿的玩具拿到他面前，问他"这是宝宝的玩具吗？"引导婴幼儿回答"是"或者"不是"。比如，倒一杯水拿到婴幼儿面前，问婴幼儿"要喝水吗？"引导婴幼儿回答"要"或者"不要"。

3. 游戏名称：这是什么？适宜18～24月龄幼儿。

游戏举例：

（1）把事先备好的物品全部摆到幼儿面前，对幼儿说："这些都是宝宝认识的东西，对不对？""宝宝知道他们叫什么名字吗？"

（2）逐一拿起每一样物品，问幼儿："这是什么？"让幼儿回答，如果幼儿能回答出来，夸赞他；如果答不上来，温柔地告诉他"这是……"并重复几遍，让幼儿模仿发音。

4. 游戏名称：唱歌，适宜24～30月龄幼儿。

游戏举例：挑选幼儿熟悉的儿歌唱给他听，留出每句歌词的最后一个词，让幼儿来补充，比如：一闪一闪亮——（晶晶），满天都是小——（星星）等。可以一边唱，一边玩一些打击乐器或者可以敲打的玩具，加强幼儿对音乐与动作关系的认识。

5. 游戏名称：和幼儿聊聊天（提问对答），适宜30～36月龄幼儿。

游戏举例：育婴员先描述一个现象，然后再以问句的形式让幼儿表达下一个相似的现象。比如：电饭锅是用来煮饭的，那碗是干什么用的呢？头上戴的是帽子，脚上穿的是什么？飞机在天上飞，轮船在哪里游？爸爸妈妈去上班，宝宝要干吗？

三、注意事项

1. 在日常生活中育婴员应主动向婴幼儿介绍情况，以丰富他们的语言。

例如，进餐时，说说今天吃了什么；带幼儿散步时，说说马路上的事物或看到的周围环境等。

2. 丰富婴幼儿的生活。要创造与利用环境，增加婴幼儿接触周围自然界和社会生活的机会，引导婴幼儿多看、多听、多说、多想。育婴员在引导过程中要注意与婴幼儿互动。

3. 充分利用各种方式与婴幼儿说话。对婴幼儿在日常生活中获得的语言素材进行重复、巩固和深化，以达到对语言的理解，并进行有意识的记忆和运用。

4. 循序渐进。开始玩时，时间和次数不宜太长、太多，要关注婴幼儿的兴趣度，逐渐增加时间和次数。

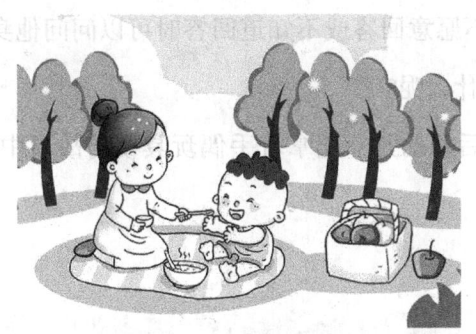

图 18-1　带婴幼儿郊游

第二节　为婴幼儿讲故事

婴幼儿通过听故事可以拓展其词汇量，更好地促进语言和思维的发展。

一、讲故事前的准备

同本章第一节"婴幼儿语言训练游戏"前的准备。

二、讲故事的步骤

适宜2～3岁幼儿。

1. 以故事书《狐狸和乌鸦》为例，让幼儿仔细观察封面，并问："看看这本书上面有什么啊？"（狐狸和乌鸦）"他们在干什么呀？猜猜看他们发生了怎样有趣的故事呢？一天早晨，一只狐狸在树林里溜达，寻找着美味佳肴……"

2. 根据图书内容配以玩具，如狐狸和乌鸦的手偶玩具，放置其他小动物在幼儿身边当听众，讲述故事时，狐狸说话时就拿出狐狸手偶，乌鸦说话时就拿出乌鸦手偶，并模仿狐狸与乌鸦的声音。

3. 在讲述中，可以对幼儿提问："刚刚发生了什么事情？"由幼儿自由回答，当幼儿不愿意回答或不知道回答时可以问问他身边的玩具伙伴："接下来又发生了什么呢？"

4. 讲完故事后和幼儿一起拿着手偶玩具模仿故事中的主角，并学习对话。

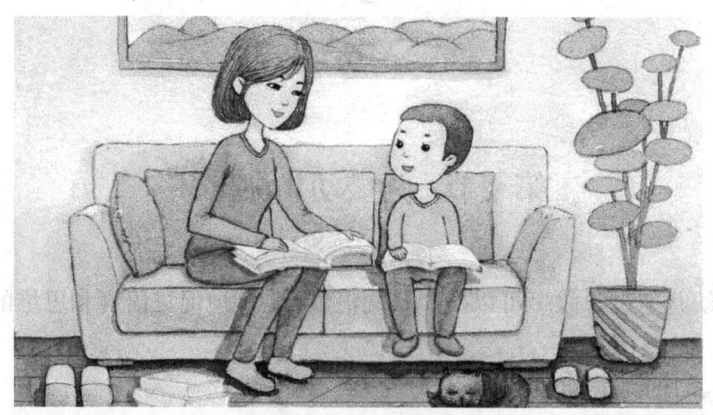

图18-2　幼儿听故事

三、注意事项

1. 育婴员讲故事时要发音正确，吐字清楚，速度适中，语调要抑扬顿挫、绘声绘色，故事中人物的动作、思想感情，要通过手势、声调和面部表情表达出来；讲述人物对话时，要根据故事中人物特点、性格来变换语气。

2. 2～3岁的幼儿能说简单的句子，词汇量较丰富，可让幼儿尝试说说故事内容。

3. 在讲故事活动中要时刻关注幼儿的情绪变化。发现注意力不集中，要分析原因。如因讲述时间过长，就立即结束，一时无法结束，可用疑问句暂停，激发幼儿下次再听的兴趣。

第三节　为婴幼儿念儿歌、童谣

儿歌和童谣能帮助婴幼儿读准字音，丰富婴幼儿的认知，还有助于阅读习惯的养成。

一、念儿歌、童谣前的准备

同本章第一节"婴幼儿语言训练游戏"前的准备。

二、念儿歌、童谣的步骤

1. 念儿歌

适宜1～2岁幼儿。

（1）与幼儿面对面坐着，让幼儿能看清育婴员敲鼓的动作。

（2）与幼儿沟通："下面我们要开始玩游戏咯！"

（3）以儿歌《我的小鼓会说话》为例：我的小鼓会说话，我说"一"，它就说"咚!"我说"二",它就说"咚!咚!"我说"三",它就说"咚!咚!咚!"引导幼儿拿起鼓槌敲打鼓面。引导幼儿倾听,并启发幼儿用语言"咚"来表现鼓声。

(4)学说儿歌。育婴员问:"我的小鼓会说话,听听小鼓会说什么话。"回答:我说"一",它就说:"咚!"通过这样有趣的一问一答及表演,提高幼儿对儿歌的理解。

(5)育婴员敲鼓,并试着让幼儿跟着在儿歌"咚"的地方进行敲击。

2. 念童谣

适宜2～3岁幼儿。

(1)与幼儿面对面坐着,告诉幼儿要一起念童谣了,以童谣《手指变变变》为例。"一个手指头呀,变呀变呀变呀,变成毛毛虫,爬爬爬;两个手指头呀,变呀变呀变呀,变成小白兔,蹦蹦蹦;三个手指头呀,变呀变呀变呀,变成小猫咪,喵喵喵;四个手指头呀,变呀变呀变呀,变成小螃蟹,爬爬爬;五个手指头呀,变呀变呀变呀,变成大老虎,嗷嗷嗷。"

(2)育婴员念童谣时要注意语调,语速要适当慢一些,让幼儿感知语言的节奏。语言要伴随动作,便于幼儿理解。

三、注意事项

1. 儿歌与童谣可以是书上的,也可以是现编的,尽量顺口又符合幼儿"口味"。

2. 刚开始时不要选择太长太复杂的儿歌,选择简短、朗朗上口的儿歌或地方童谣就可以了。

3. 儿歌与童谣中可加入幼儿的名字,这样更能吸引幼儿的注意力。

4. 育婴员在教幼儿念唱童谣时要特别注意字正腔圆,应用普通话念唱,不可用地方方言传授。

第四节 和婴幼儿建立良好的关系

与婴幼儿保持良好的关系，有利于婴幼儿身心健康的发展，是建立彼此信任的纽带。

一、与婴幼儿建立良好关系前的准备

和婴幼儿保持良好的关系，需要有一定的医学知识储备，如清楚每个年龄阶段婴幼儿的依恋表现，了解婴幼儿的气质特点等。

二、与婴幼儿建立良好关系的步骤

1. 爱的传递与表达。如用温和稳定的语调与婴幼儿沟通，亲切呼唤婴幼儿的乳名，告诉婴幼儿"我爱你"，给婴幼儿讲故事、哼儿歌，和婴幼儿一起听音乐等。

2. 与婴幼儿经常进行身体接触，如婴儿抚触、婴儿操，与幼儿一起做游戏和运动。

3. 对婴幼儿发出的信号要及时做出反应。例如婴幼儿发出饿了、困了、过冷、过热等信号，要及时处理。

4. 关注婴幼儿身心发育的每一细微变化，并细心呵护，用心照顾，对日常生活中的一举一动给予积极的反馈，以建立良好的关系。

5. 父母或家人设定陪伴婴幼儿的专属时间。每周至少保证2次，每次约半小时，完全不做任何事，只陪伴婴幼儿。对于已有语言沟通能力的幼儿可以和他约定，在他的专属时间内做什么，怎么做，都完全听他的安排。

三、注意事项

1. 尽量避免父母与婴幼儿的长期分离。

2.陪伴婴幼儿的时候要专心,不要一边陪伴婴幼儿一边玩手机或做其他的事情。

3.陪伴婴幼儿时尽量穿同色系的衣服,另外买一个同色系的布偶,作为婴幼儿的依恋物。幼儿喜欢的颜色依次是红、黄、绿、橙、蓝,可以选择颜色比较柔和的衣物和依恋物。

第五节　婴幼儿感知觉训练游戏

婴幼儿从出生开始就通过视、听、触、味、嗅等途径进行学习,这是其心理活动产生和发展的基础。

一、训练前的准备

同本章第一节"婴幼儿语言训练游戏"前的准备。

二、训练的步骤

(一)触觉训练步骤

游戏名称:神秘游戏,适宜1～3岁幼儿。

1.育婴员和幼儿一起坐在地毯上,拿出海绵、黏土、毛巾。

2.将物品摆放在幼儿面前,让幼儿压一压海绵,捏一捏黏土,摸一摸毛巾,感受不同物品的材质。

3.帮助幼儿认识不同物品及其特征后,将物品放在非透明的纸箱中。

4.让幼儿伸手去摸纸箱内的物品,问:"拿到了什么?"或是说出想要幼儿拿出的物品名称,让幼儿去拿。

5.幼儿回答并拿出物品,回答正确要及时鼓励。

（二）听觉训练步骤

游戏名称：铃声从哪里来？适宜 0～3 月龄婴儿。

1. 选择在婴儿觉醒、奶后 1 个小时、情绪状态好的时候。

2. 在婴儿一侧的耳朵上方，距离 15～20 厘米处轻轻地晃动沙锤，让婴儿注意到沙锤的声音，逗引婴儿伸手抓握。

3. 婴儿对玩具有了兴趣后，把玩具藏在婴儿看不见的地方，如育婴员身后或婴儿身后，轻轻摇动沙锤吸引婴儿注意力，让婴儿找一找声音在哪里。

4. 如果婴儿能够准确地通过听觉、视觉来判断沙锤位置，育婴员可以把玩具拿出来给婴儿玩，并给予鼓励。

（三）视觉训练步骤

1. 游戏名称：追逐红色小球，适宜 0～3 月龄婴儿。

（1）将颜色鲜艳的红色小球放在婴儿视线正上方，距离婴儿眼睛 20 厘米左右。

（2）先放在两眼中间上方。当婴儿盯住红色小球时，轻轻地、慢慢地移动小球。

（3）鼓励婴儿用手来够取小球。

2. 游戏名称：看图卡，适宜 1～3 岁幼儿。

（1）育婴员或家属和幼儿共同坐在床上或地垫上。

（2）可以用硬纸片自制成长宽为 20 厘米的卡片，画上对称性的图案，比如靶心图、彩色方块，也可以是"妈妈""爸爸""宝宝"等汉字的放大版，放在距离幼儿 30 厘米左右的地方，每一张看 20～30 秒。每隔 2～3 天更换一次图案，保持幼儿的新鲜感，训练幼儿的注意力和知觉力。

（3）和幼儿一起认识物品的名称、形状、颜色等。

（四）嗅觉训练步骤

游戏名称：猜猜"我"是谁，适宜2～2.5岁幼儿。

1. 准备有不同气味的东西，如：洋葱、柠檬、肥皂、香水等。

2. 让幼儿闻一下每样东西，了解各种气味，并告诉幼儿这种气味是什么。如：香的、肥皂味的、柠檬味的。

3. 蒙住幼儿的眼睛让他选择一种东西，然后让他闻一闻，问幼儿"你猜这是什么味，发出这种味道的是什么东西？"幼儿答对后要及时给予鼓励。

（五）味觉训练步骤

游戏名称：舔一舔，适宜2～2.5岁幼儿。

1. 准备不同味道的食材，让幼儿舔一舔，了解各种味道，并告诉幼儿这种味道是什么。

2. 蒙住幼儿眼睛或让幼儿闭上眼睛，引导他们去描述味道。可以选择酸（柠檬）、甜（糖果）、苦（黑巧克力）、咸（食盐）四种味道的食物。

三、注意事项

1. 进行训练时选择幼儿熟悉的东西，便于幼儿说出名称，增加婴幼儿的信息量。

2. 幼儿回答不出时，可以帮幼儿说出来并让幼儿重复。

3. 进行训练时要注意保护幼儿安全。

第六节 保护婴幼儿的好奇心

好奇心是推动人们对新鲜事物进行探索的一种心理倾向，是推动人类积极观察世界、进行创造性思维的内部动因，是婴幼儿学习的重要动力来源。

一、游戏前的准备

保护婴幼儿的好奇心,需要有一定的育儿知识储备。

二、保护婴幼儿好奇心的步骤

1. 重视婴幼儿的提问。面对婴幼儿提出各种各样的问题时,应采用合理的方式进行回答。简单的问题应及时进行解答;比较难的问题,一时答不全,可从书本中寻找答案。

2. 创造机会满足婴幼儿的好奇心。好奇心强的婴幼儿常会表现出一些探索行为,甚至是破坏性行为。育婴员不能认为其是在"搞破坏",而应站在婴幼儿好奇心的角度来正确看待,并创造机会给予鼓励。可购买或利用一些拆装玩具、拼插玩具、家中废弃的电话等来满足他们的好奇心。

3. 利用家庭环境来激发婴幼儿的好奇心,通过设置悬念来刺激婴幼儿的好奇心,促进他们不断进行探索。如选用生活中的日常用品平面镜、哈哈镜、凹凸不平的勺子等,让婴幼儿来照镜子。婴幼儿会发现照出来的自己都不同,从而激发他们对各物品进行探究的心理。

4. 充分享受大自然,常带婴幼儿去观察自然事物。如有些婴幼儿会专注于观察小蚂蚁们如何将一颗豆子搬进蚁穴及类似现象,可顺着婴幼儿的兴趣点进行引导,从而挖掘出婴幼儿更多的好奇心。

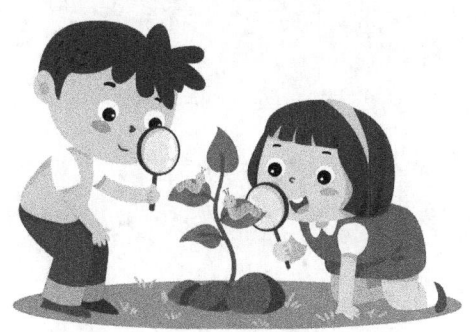

图 18-3 带孩子充分享受大自然

5. 对待婴幼儿的好奇心，应采取积极关注的态度，鼓励其探索精神，及时给予引导与肯定。

三、注意事项

1. 婴幼儿对一件事情或者一个物品充满好奇的时候，切勿随意批评、阻碍或置之不理。

2. 对于婴幼儿的提问，不要随意用"不知道"敷衍或表露出不耐烦的情绪。

3. 保护婴幼儿的好奇心、求知欲，促进婴幼儿独立思维和创造性思维的发展。

参考文献

[1] 兰贯虹. 育婴员实训教程（第 2 版）[M]. 北京：海洋出版社，2018.

[2] 中国营养学会编著. 中国居民膳食指南（2016）[M]. 北京：人民卫生出版社，2016.

[3] 陈敏，吴运芹，覃雅芬.0—3 岁婴幼儿护理与急救 [M]. 上海：华东师范大学出版社，2018.

[4] 万湘桂，孙峰，林海玲.0～3 岁婴幼儿保育与教育 [M]. 北京：北京理工大学出版社，2018.

[5] 陈杏芳，刘美华，陶艳，等. 常见意外伤害的家庭预防与应急 [M]. 广州：世界图书出版广东有限公司，2013.

[6] 朱丽辉，肖艾青. 新生儿家庭护理 [M]. 北京：人民卫生出版社，2017.

[7] 谢鑑辉，高红梅，成美娟. 儿科护理工作标准流程图表 [M]. 长沙：湖南科学技术出版社，2015.

[8] 谢鑑辉，沈颖惠，刘鹏英，等. 育婴员基础知识 [M]. 长沙：中南大学出版社，2021.

附 录

附录一 育婴员职业相关法律条文必读

保护育婴员权益的相关法律知识

一、《中华人民共和国劳动法》

二、《中华人民共和国劳动合同法》

三、《中华人民共和国妇女权益保障法》

保护婴幼儿权益的相关法律知识

一、《中华人民共和国母婴保健法》

二、《中华人民共和国未成年人保护法》

三、《中华人民共和国食品安全法》

附录二 育婴员国家职业技能标准

1 职业概况

1.1 职业名称

育婴员

1.2 职业编码

4—10—01—02

1.3 职业定义

在 0～3 岁婴幼儿家庭从事婴幼儿日常生活照料、护理和辅助早期成长的人员。

1.4 职业技能等级

本职业共设三个等级，分别为：五级/初级工、四级/中级工、三级/高级工。

1.5 职业环境条件

室内外，常温。

1.6 职业能力特征

人格健全，身心健康，视觉、听觉正常，动作灵活，观察敏锐，良好的语言表达能力，有爱心、耐心和责任心。

1.7 普通受教育程度

初中毕业（或相当文化程度）。

1.8 职业技能鉴定要求

1.8.1 申报条件

具备以下条件之一者，可申报五级/初级工：

（1）累计从事本职业或相关职业[1]工作1年（含）以上。

（2）本职业或相关职业学徒期满。

具备以下条件之一者，可申报四级/中级工：

（1）取得本职业或相关职业五级/初级工职业资格证书（技能等级证书）后，累计从事本职业或相关职业工作4年（含）以上。

（2）累计从事本职业或相关职业工作6年（含）以上。

（3）取得技工学校本专业[2]或相关专业[3]毕业证书（含尚未取得毕业证书的在校应届毕业生）；或取得经评估论证、以中级技能为培养目标的中等及以上职业学校本专业或相关专业毕业证书（含尚未取得毕业证书的在校应届毕业生）。

具备以下条件之一者，可申报三级/高级工：

（1）取得本职业或相关职业四级/中级工职业资格证书（技能等级证书）后，累计从事本职业或相关职业工作5年（含）以上。

（2）取得本职业或相关职业四级/中级工职业资格证书（技能等级证书），并具有高级技工学校、技师学院本专业或相关专业毕业证书（含尚未取得毕业证书的在校应届毕业生）；或取得本职业或相关职业四级/中级工职业资格证书（技能等级证书），并具有经评估论证、以高级技能为培养目标的高等职业学校本专业或相关专业毕业证书（含尚未取得毕业证书的在校应届毕业生）。

---

[1] 相关职业：婴幼儿发展引导员、幼儿教育教师、儿科医师、儿科护士、孤残儿童护理员、母婴保健技术服务人员、保健调理师、健康管理师、保育员、家政服务员，下同。
[2] 本专业：学前教育、早期教育，下同。
[3] 相关专业：中职：护理、中医护理、家政服务与管理、营养与保健；高职高专：护理、预防医学、公共卫生管理、人口与家庭发展服务、临床医学、中医学、食品营养与卫生、健康管理、医学营养、心理咨询、营养配餐、特殊教育、心理健康教育、幼儿发展与健康管理、中医康复技术；普通高校：护理学、基础医学、预防医学、中医学、妇幼保健医学、针灸推拿、教育学、小学教育，下同。

（3）具有大专及以上本专业或相关专业毕业证书，并取得本职业或相关职业四级/中级工职业资格证书（技能等级证书）后，累计从事本职业或相关职业工作2年（含）以上。

1.8.2 鉴定方式

分为理论知识考试、技能考核。理论知识考试以笔试、机考为主，主要考核从业人员从事本职业应掌握的基本要求和相关知识要求；技能考核主要采用现场操作、模拟操作或笔试等方式进行，主要考核从业人员从事本职业应具备的技能水平。理论知识考试、技能考核均实行百分制，成绩皆达60分（含）以上者为合格。

1.8.3 监考人员、考评人员与考生配比

理论知识考试中的监考人员与考生配比不低于1∶15，且每个考场不少于2名监考人员；技能考核采用模拟操作或现场操作时，考评人员与考生配比不低于1∶15，且考评人员为3人（含）以上单数。技能考核采用笔试时，监考人员与考生配比不低于1∶15，且每个考场不少于2名监考人员。

1.8.4 鉴定时间

理论知识考试时间不少于90分钟；技能考核时间：采用笔试方式考核时不少于90分钟，采用现场操作或模拟操作方式考核时不少于30分钟。

1.8.5 鉴定场所设备

理论知识考试在标准教室或在计算机机房进行。技能考核在具有必要的流动水源、玩具、婴幼儿睡眠和配餐活动物品，且室内卫生通风条件良好、光线充足、设施安全，并配备投影仪和播放设备的场所进行。

2 基本要求

2.1 职业道德

2.1.1 职业道德基本知识

2.1.2 职业守则

（1）遵纪守法，恪尽职守。

（2）关爱幼儿，科学养育。

（3）平等对待，尊重差异。

（4）认真观察，合规操作。

（5）勤奋好学，友好合作。

2.2 基础知识

2.2.1 0～3岁婴幼儿教养基本理念

（1）0～3岁婴幼儿教养原则。

（2）0～3岁婴幼儿教养行为规范。

（3）0～3岁婴幼儿教养环境。

2.2.2 0～3岁婴幼儿生长发育基础知识

（1）0～3岁婴幼儿解剖及生理发育规律和特点。

（2）0～3岁婴幼儿心理发展的基本规律和特点。

（3）0～3岁婴幼儿发育行为基础知识。

2.2.3 0～3岁婴幼儿日常生活照料和护理基础知识

（1）0～3岁婴幼儿营养与喂养。

（2）0～3岁计划免疫与预防接种。

（3）0～3岁婴幼儿保健与护理的基础知识。

2.2.4 0～3岁婴幼儿日常生活中教育的基础知识

（1）0～3岁婴幼儿听说能力发展的特点与规律。

（2）0～3岁婴幼儿感官教育及认知能力发展的特点与规律。

（3）0～3岁婴幼儿动作发展的特点与规律。

2.2.5 安全工作常识

（1）育婴员日常安全知识。

（2）家用电器安全操作及消防安全知识。

（3）食品安全知识。

（4）户外安全知识。

（5）室内安全知识。

（6）急救常识及家庭护理包。

2.2.6 相关法律、法规知识

（1）《中华人民共和国劳动法》的相关知识。

（2）《中华人民共和国母婴保健法》的相关知识。

（3）《中华人民共和国未成年人保护法》的相关知识。

（4）《中华人民共和国食品卫生法》的相关知识。

（5）《中华人民共和国劳动合同法》的相关知识。

（6）《中华人民共和国妇女权益保障法》的相关知识。

（7）《三岁前小儿教养大纲》的相关知识。

（8）《托儿所幼儿园卫生保健工作规范》的相关知识。

（9）《0～6岁儿童健康管理服务规范》的相关知识。

（10）《中医药健康管理服务规范》的相关知识。

3 工作要求

本标准对五级/初级工、四级/中级工、三级/高级工的技能要求和相关知识要求依次递进，高级别包括低级别的要求。

3.1 五级/初级工

职业功能	工作内容	技能要求	相关知识要求
1. 生活照料	1.1 喂养	1.1.1 能指导母乳喂养 1.1.2 能选择和冲调配方奶粉 1.1.3 能使用奶瓶喂哺婴儿 1.1.4 能进行婴儿溢奶的预防和处理 1.1.5 能进行混合喂养 1.1.6 能给不同阶段、不同环境、不同喂养方式下的婴幼儿补充水分 1.1.7 能为婴幼儿做好餐前准备、餐后整理	1.1.1 母乳喂养的基础知识 1.1.2 奶制品选择的相关知识 1.1.3 奶瓶喂哺的方法和注意事项 1.1.4 喂养中的常见问题 1.1.5 饮水常识及不同的喂水方法
	1.2 进餐与食品制作	1.2.1 能制作婴儿泥状食品 1.2.2 能制作简单婴幼儿食品 1.2.3 能制作婴幼儿蔬果汁 1.2.4 能制作婴儿点心 1.2.5 能辅助婴幼儿进餐（喂食） 1.2.6 能引导婴幼儿使用餐具	1.2.1 辅食添加的目的、原则和顺序 1.2.2 婴幼儿食品制作的注意事项 1.2.3 婴幼儿食材的选择及注意事项 1.2.4 婴幼儿使用餐具的相关知识
	1.3 排泄与睡眠	1.3.1 能引导婴幼儿排便 1.3.2 能为婴幼儿进行便后清洁 1.3.3 能为婴儿更换尿布或纸尿裤 1.3.4 能为婴幼儿准备睡眠卧具 1.3.5 能安抚婴幼儿入睡	1.3.1 婴幼儿排便的生理特点 1.3.2 便后清洁的注意事项 1.3.3 睡眠与婴幼儿生长发育的关系 1.3.4 适宜的睡眠环境要求
	1.4 盥洗	1.4.1 能为婴幼儿进行五官、皮肤及褶皱处、臀部的清洁及护理 1.4.2 能为婴幼儿洗脸、洗头、洗澡（擦浴） 1.4.3 能为婴幼儿修剪指（趾）甲	1.4.1 婴幼儿五官的生理特点及盥洗要求 1.4.2 婴幼儿皮肤的生理特点及盥洗要求 1.4.3 女婴的生理结构及盥洗要求 1.4.4 男婴的生理结构及盥洗要求
	1.5 出行照护	1.5.1 能为婴幼儿选择和更换衣服、鞋袜 1.5.2 能包裹婴儿 1.5.3 能背、抱婴幼儿 1.5.4 能为婴幼儿准备出行的各种用具和物品 1.5.5 能使用婴幼儿童车 1.5.6 能使用车载儿童座椅	1.5.1 婴幼儿服装选择的知识 1.5.2 保暖和婴幼儿健康的关系 1.5.3 背、抱婴幼儿的动作要领 1.5.4 婴幼儿出行的注意事项 1.5.5 童车的基本功能、规格与使用方法 1.5.6 常用车载婴幼儿座椅的规格与使用方法
	1.6 环境创设与清洁消毒	1.6.1 能选择和营造婴幼儿安全卫生生活环境 1.6.2 能清洁婴幼儿餐具和奶具 1.6.3 能清洁、消毒婴儿尿布和便器 1.6.4 能清洁婴幼儿玩具、家具、卧具 1.6.5 能选择常用的消毒剂	1.6.1 环境卫生与婴幼儿成长的关系 1.6.2 清洁和消毒的区别 1.6.3 清洁用品的功能与作用 1.6.4 消毒用品的功能与作用 1.6.5 各类婴幼儿物品清洁的注意事项 1.6.6 各类婴幼儿物品消毒的注意事项

附 录

（续表）

职业功能	工作内容	技能要求	相关知识要求
2. 保健与护理	2.1 常规体格检查	2.1.1 能为婴幼儿测量体重 2.1.2 能为婴幼儿测量身长（高） 2.1.3 能提醒婴幼儿正常儿保体检	2.1.1 婴幼儿体格发育测量的基本内容 2.1.2 婴幼儿体格发育测量工具的使用及测量方法
	2.2 预防接种	2.2.1 能按时让婴幼儿接受预防接种 2.2.2 能为婴幼儿预防接种后做适宜的处理	2.2.1 国家计划免疫要求 2.2.2 预防接种的一般反应及其处理
	2.3 常见症状护理	2.3.1 能为婴幼儿测量腋温 2.3.2 能为婴幼儿测量肛温 2.3.3 能为患病婴幼儿喂药 2.3.4 能为患病婴幼儿滴眼、耳及鼻药 2.3.5 能带婴幼儿就医	2.3.1 体温计的类型及其使用 2.3.2 婴幼儿用药的相关知识 2.3.3 就医前的准备工作
3. 健康与管理	3.1 预防伤害与急救	3.1.1 能为婴幼儿表皮擦伤进行护理 3.1.2 能为婴幼儿四肢扭伤进行初步处理 3.1.3 能为婴幼儿皮下血肿进行初步处理 3.1.4 能为婴幼儿蚊虫叮咬、蜂蜇后进行初步处理 3.1.5 能为婴幼儿烫伤进行初步处理 3.1.6 能为婴幼儿鼻出血进行初步处理	3.1.1 发生意外伤害的常见原因 3.1.2 表皮擦伤护理的注意事项 3.1.3 四肢扭伤处理的注意事项 3.1.4 皮下血肿处理的注意事项 3.1.5 蚊虫叮咬、蜂蜇后处理的注意事项 3.1.6 烫伤处理流程及注意事项 3.1.7 鼻出血处理的注意事项
	3.2 健康与指导	3.2.1 能观察新生儿喂养、睡眠、大小便、黄疸、脐部情况 3.2.2 能从婴幼儿面色、舌色、唇色、腹部、四肢温度及饮食状况发现婴幼儿亚健康状态 3.2.3 能发现婴幼儿口腔、视力、听力偏异并指导 3.2.4 能为婴幼儿进行抚触 3.2.5 能为婴幼儿进行日光浴、空气浴、水浴	3.2.1 新生儿一日照护基础知识 3.2.2 婴幼儿亚健康特征 3.2.3 婴幼儿口腔、视力、听力发育知识 3.2.4 抚触的手法与步骤 3.2.5 "三浴"的原则与注意事项
	3.3 心理与行为观察	3.3.1 能观察婴幼儿运动、认知、语言、社会性发展的异常情况 3.3.2 能初步观察与发现婴幼儿行为问题	3.3.1 婴幼儿运动、认知、语言、社会性发展的特点 3.3.2 婴幼儿行为问题特征
4. 教育实施	4.1 动作发展指导	4.1.1 能帮助与指导婴幼儿进行抬头、翻身的练习 4.1.2 能帮助与指导婴幼儿进行坐、爬的练习 4.1.3 能帮助与指导婴幼儿进行站立、行走的练习 4.1.4 能指导婴幼儿进行跑、跳、投掷的练习 4.1.5 能指导婴幼儿进行精细动作的练习	4.1.1 粗大动作发展的特点与规律 4.1.2 进行粗大动作游戏的要求与注意事项 4.1.3 精细动作发展的特点与规律 4.1.4 进行精细动作游戏的要求与注意事项

(续表)

职业功能	工作内容	技能要求	相关知识要求
	4.2 语言能力培养	4.2.1 能与婴幼儿一起玩语言互动游戏 4.2.2 能为婴幼儿讲故事 4.2.3 能为婴幼儿念儿歌、童谣	4.2.1 听说能力发展的特点与规律 4.2.2 进行语言互动游戏的要求与注意事项 4.2.3 讲故事、念儿歌与童谣的要求与注意事项
	4.3 认知能力培养	4.3.1 能与婴幼儿一起玩触摸、听觉、视觉、嗅觉、味觉活动 4.3.2 能正确鼓励与呵护婴幼儿的好奇心	4.3.1 感官教育及认知能力发展的特点与规律 4.3.2 开展婴幼儿触摸、听觉、视觉、嗅觉、味觉游戏的要求与注意事项
	4.4 社会性（情感）能力培养	4.4.1 能辨识婴幼儿的啼哭，并给予及时的回应和适宜的保教 4.4.2 能与婴幼儿保持良好的关系	4.4.1 婴幼儿啼哭的缘由、类型和特征 4.4.2 婴幼儿依恋的相关知识

3.2 四级/中级工

职业功能	工作内容	技能要求	相关知识要求
1. 生活照料	1.1 喂养	1.1.1 能进行断奶期的护理 1.1.2 能进行呛奶的预防和处理 1.1.3 能处理混合喂养中出现的问题 1.1.4 能为不同月龄段婴幼儿选择适合的饮水工具	1.1.1 断奶的相关知识 1.1.2 呛奶的相关知识 1.1.3 混合喂养的相关知识 1.1.4 婴幼儿饮水工具的分类及特点
	1.2 进餐与食品制作	1.2.1 能为7～12个月的婴儿制作一日膳食 1.2.2 能为13～18个月的幼儿制作一日膳食 1.2.3 能为19～24个月的幼儿制作一日膳食 1.2.4 能为25～36个月的幼儿制作一日膳食	1.2.1 不同月龄婴幼儿食品选择的相关知识 1.2.2 不同月龄婴幼儿一日膳食制作的方法和注意事项
	1.3 排泄与睡眠	1.3.1 能观察婴幼儿的大小便并做出相应的处理 1.3.2 能引导婴幼儿使用便器，专心排便 1.3.3 能进行睡眠环境的创设 1.3.4 能引导婴幼儿按时入睡 1.3.5 能进行睡眠不安的处理	1.3.1 婴幼儿大小便观察及处理的相关知识 1.3.2 婴幼儿大小便习惯养成方法 1.3.3 睡眠环境的相关知识 1.3.4 睡眠不安的相关知识 1.3.5 婴幼儿睡眠习惯养成教育及注意事项

附 录

（续表）

职业功能	工作内容	技能要求	相关知识要求
	1.4 作息时间安排及制订	1.4.1 能制订0～6个月婴儿的一日作息表 1.4.2 能制订7～12个月婴儿的一日作息表 1.4.3 能制订13～18个月幼儿的一日作息表 1.4.4 能制订19～24个月幼儿的一日作息表 1.4.5 能制订25～36个月幼儿的一日作息表	1.4.1 合理作息与婴幼儿生长发育的关系 1.4.2 安排婴幼儿一日作息内容及其注意事项
	1.5 环境创设与清洁消毒	1.5.1 能正确配置和使用消毒液 1.5.2 能运用正确的方法清洁 1.5.3 能运用正确的方法消毒 1.5.4 能运用正确的方法灭菌	1.5.1 消毒液的配置和使用相关知识 1.5.2 清洁、消毒、灭菌的相关知识
2. 保健与护理	2.1 特殊婴幼儿保健	2.1.1 能发现婴幼儿生长迟缓等异常生长发育情况 2.1.2 能发现婴幼儿肥胖和营养不良	2.1.1 婴幼儿的身高、体重及出牙情况参考标准 2.1.2 婴幼儿肥胖及营养不良的相关知识 2.1.3 婴幼儿体格发育的相关知识
	2.2 常见症状护理	2.2.1 能为发热婴幼儿进行护理 2.2.2 能处理婴幼儿便秘 2.2.3 能为婴幼儿进行皮肤保健与护理 2.2.4 能为新生儿进行脐部护理	2.2.1 影响体温的各种因素 2.2.2 发热的基本处理方法 2.2.3 便秘的护理方法和注意事项 2.2.4 皮肤保健与护理的注意事项 2.2.5 新生儿脐部炎症的识别与护理
3. 健康与管理	3.1 预防伤害与急救	3.1.1 能发现并处理婴幼儿生活与教育环境中的安全隐患 3.1.2 能为婴幼儿进行心肺复苏 3.1.3 能为婴幼儿发生气管异物进行初步处理 3.1.4 能为婴幼儿被宠物咬伤进行初步处理 3.1.5 能为婴幼儿触电进行初步处理 3.1.6 能为婴幼儿脱臼进行初步处理	3.1.1 居家、户外和交通安全的预防与急救知识 3.1.2 婴幼儿心肺复苏流程与注意事项 3.1.3 发生气管异物类型与处理的注意事项 3.1.4 宠物咬伤类型与处理的注意事项 3.1.5 触电处理流程与注意事项 3.1.6 婴幼儿脱臼处理注意事项
	3.2 健康与指导	3.2.1 能根据新生儿的具体情况对家长进行母乳喂养指导 3.2.2 能为低出生体重、早产、双多胎或有出生缺陷的新生儿家长进行喂养指导 3.2.3 能通过婴幼儿体重、身高增长、毛发皮肤及睡眠、二便情况异常发现生长障碍、贫血、肥胖问题并能合理膳食指导 3.2.4 能对婴幼儿常见多发病进行饮食调理	3.2.1 催乳知识 3.2.2 营养不良、贫血、单纯性肥胖的膳食调理知识 3.2.3 常见多发病上感、咳嗽、消化不良、厌食的饮食调理知识

(续表)

职业功能	工作内容	技能要求	相关知识要求
	3.3 心理与行为观察	3.3.1 能判断婴幼儿运动、认知、语言、社会性发展的异常情况 3.3.2 能发现婴幼儿早期发育障碍 3.3.3 能配合专业医生对有行为问题的婴幼儿进行指导	3.3.1 观察婴幼儿心理行为发育偏离的方法 3.3.2 心理偏离基础知识 3.3.3 孤独症、注意缺陷多动障碍、智力发育障碍、语言发育障碍、感觉统合失调等早期发育障碍行为表现及相关知识
4. 教育实施	4.1 动作发展	4.1.1 能为婴幼儿做被动操 4.1.2 能为婴幼儿做主被动操 4.1.3 能为婴幼儿做模仿操 4.1.4 能为婴幼儿做手指操	4.1.1 婴幼儿操节律动与动作发展的关系 4.1.2 婴幼儿安排操节的要求与注意事项
	4.2 语言能力培养	4.2.1 能为不同月龄阶段婴幼儿选择适宜的图书或图片 4.2.2 能与婴幼儿一起玩听说游戏 4.2.3 能与婴幼儿一起玩节律游戏 4.2.4 能引导婴幼儿正确表达意愿	4.2.1 选择发展听说能力的图书或图片的要求与注意事项 4.2.2 选择发展听说能力的有声读物的要求与注意事项 4.2.3 进行婴幼儿听说能力游戏的要求与注意事项 4.2.4 进行婴幼儿节律游戏的要求与注意事项
	4.3 认知能力培养	4.3.1 能与婴幼儿一起玩指认、配对、分类、排序的游戏 4.3.2 能与婴幼儿一起玩数数的游戏 4.3.3 能与婴幼儿一起进行涂鸦、动手能力的创意活动 4.3.4 能与婴幼儿一起进行周围环境的探究活动	4.3.1 婴幼儿认知游戏的主要分类、作用与特点 4.3.2 进行婴幼儿认知游戏的要求与注意事项 4.3.3 婴幼儿艺术表现游戏的作用与特点 4.3.4 进行婴幼儿艺术表现游戏的要求与注意事项
	4.4 社会性（情感）能力培养	4.4.1 能识别和应答婴幼儿的基本情绪反应 4.4.2 能引导婴幼儿进行社会性发展游戏	4.4.1 婴幼儿基本情绪、情感的特点 4.4.2 识别和应答婴幼儿情绪情感反应的方法、要求与注意事项 4.4.3 婴幼儿社会性发展的特点 4.4.4 进行促进婴幼儿社会性发展游戏的方法、要求与注意事项

3.3 三级/高级工

职业功能	工作内容	技能要求	相关知识要求
1. 生活照料	1.1 喂养	1.1.1 能发现婴幼儿哺乳期各阶段出现的问题 1.1.2 能指导婴幼儿龋齿的预防和处理	1.1.1 哺乳期常见问题的相关知识 1.1.2 婴幼儿龋齿的相关知识 1.1.3 食物过敏的相关知识
	1.2 进餐与食品制作	1.2.1 能进行营养气氛的创设和营养行为的指导 1.2.2 能培养良好的饮食习惯	1.2.1 营养行为与营养气氛的相关知识 1.2.2 婴幼儿进餐环境创设的必要性 1.2.3 婴幼儿饮食习惯养成教育相关知识
	1.3 营养配餐与食谱编制	1.3.1 能制定4～6个月婴儿一周食谱 1.3.2 能制定7～12个月婴儿一周食谱 1.3.3 能制定13～18个月幼儿一周食谱 1.3.4 能制定19～24个月幼儿一周食谱 1.3.5 能制定25～36个月幼儿一周食谱 1.3.6 能列出适合婴幼儿的食疗食谱	1.3.1 婴幼儿消化功能的基本特点 1.3.2 营养素的相关知识 1.3.3 平衡膳食的原则与要求 1.3.4 婴幼儿食谱编制的注意事项 1.3.5 婴幼儿食育理论 1.3.6 婴幼儿食疗的相关知识
	1.4 环境创设与清洁消毒	1.4.1 能针对常见传染病进行婴幼儿生活环境的预防性消毒 1.4.2 能对传染病婴幼儿的衣服、被褥、便器、用品进行消毒 1.4.3 能处理传染病婴幼儿的排泄物	1.4.1 预防性消毒的相关知识 1.4.2 传染病消毒的相关知识
2. 保健与护理	2.1 特殊婴幼儿保健	2.1.1 能针对婴幼儿动作、认知、语言、情绪和社会性异常表现制定指导方案 2.1.2 能识别婴幼儿的心理发育状况	2.1.1 婴幼儿神经发育的相关知识 2.1.2 婴幼儿心理发展的相关知识 2.1.3 影响婴幼儿心理健康的因素
	2.2 常见症状与护理	2.2.1 能为婴幼儿常见病进行护理 2.2.2 能为婴幼儿慢性病恢复期进行护理 2.2.3 能为传染病期婴幼儿进行护理 2.2.4 能为残障婴幼儿进行护理	2.2.1 婴幼儿呼吸道疾病的相关知识 2.2.2 婴幼儿呼吸道疾病的护理要求与注意事项 2.2.3 婴幼儿消化道疾病的相关知识 2.2.4 婴幼儿消化道疾病的护理要求与注意事项 2.2.5 慢性病、传染病、残障特殊婴幼儿护理要求与注意事项

（续表）

职业功能	工作内容	技能要求	相关知识要求
3. 健康与管理	3.1 预防伤害与急救	3.1.1 能为骨折婴幼儿进行初步处理 3.1.2 能为溺水婴幼儿进行初步处理 3.1.3 能为中毒婴幼儿进行初步处理	3.1.1 婴幼儿骨折处理流程与注意事项 3.1.2 婴幼儿溺水初步处理的注意事项 3.1.3 婴幼儿中毒类型及处理流程
	3.2 健康与指导	3.2.1 能发现婴幼儿口腔发育异常（唇腭裂、高腭弓、诞生牙）、龋齿、视力低常或听力异常 3.2.2 能识别婴幼儿不同体质及辨体施养 3.2.3 能为婴幼儿进行初步推拿	3.2.1 婴幼儿口腔发育知识 3.2.2 不同体质辨识及喂养指导知识 3.2.3 小儿推拿手法及辨证知识
	3.3 心理与行为观察	3.3.1 能针对婴幼儿发展水平制定个性化指导方案 3.3.2 能配合专业医生对婴幼儿常见发育偏离进行矫正、训练与家庭指导	3.3.1 婴幼儿气质类型知识 3.3.2 婴幼儿个性化指导原则、内容与方案策略 3.3.3 自然矫正和训练的方法
4. 教育实施	4.1 动作发展指导	4.1.1 能针对婴幼儿发展水平选择适宜教案，并实施婴幼儿粗大动作游戏 4.1.2 能创设情境，引导婴幼儿粗大动作发展 4.1.3 能针对婴幼儿发展水平选择适宜教案，并实施婴幼儿精细动作游戏 4.1.4 能创设情境，发展婴幼儿精细动作 4.1.5 能观察、记录和评析婴幼儿的动作能力 4.1.6 能针对婴幼儿发展水平选择适宜教案，并实施婴幼儿美劳活动	4.1.1 婴幼儿动作训练的内容 4.1.2 婴幼儿动作训练的途径与方法 4.1.3 婴幼儿动作发展规律 4.1.4 婴幼儿动作的核心能力或经验 4.1.5 选择与改编婴幼儿粗大动作、精细动作游戏的要求与注意事项 4.1.6 观察、记录和评析婴幼儿动作能力发展的方法 4.1.7 日常生活教育促进婴幼儿动作发展相关知识
	4.2 语言能力培养	4.2.1 能为不同年龄阶段婴幼儿选择和改编适宜的语言游戏 4.2.2 能创设情境，发展婴幼儿的听说能力 4.2.3 能观察、记录和评析婴幼儿的语言能力 4.2.4 能指导婴幼儿进行早期阅读	4.2.1 选择与改编婴幼儿听说游戏的要求与注意事项 4.2.2 观察、记录和评析婴幼儿听说能力发展的方法 4.2.3 婴幼儿阅读的要求与注意事项
	4.3 认知能力培养	4.3.1 能为不同年龄阶段婴幼儿选择和改编适宜的认知游戏 4.3.2 能创设情境，训练婴幼儿认知能力 4.3.3 能观察、记录和评析婴幼儿的认知能力	4.3.1 选择与改编婴幼儿认知游戏的要求与注意事项 4.3.2 观察、记录和评析婴幼儿认知能力发展的方法

附 录

（续表）

职业功能	工作内容	技能要求	相关知识要求
	4.4 社会性（情感）能力培养	4.4.1 能为不同年龄阶段婴幼儿选择和改编适宜的社会性游戏 4.4.2 能创设情境，培养婴幼儿良好的情绪、情感 4.4.3 能观察、记录和评估婴幼儿情绪、情感的发展 4.4.4 能创设情境，培养婴幼儿亲社会行为 4.4.5 能观察、记录和评析婴幼儿社会性行为的发展	4.4.1 亲子游戏与婴幼儿情绪、情感和社会性行为发展的关系 4.4.2 选择和改编亲子游戏的要求与注意事项 4.4.3 观察、记录和评析婴幼儿情绪、情感的方法 4.4.4 婴幼儿常见社会性问题行为的方法 4.4.5 观察、记录和评析婴幼儿社会性行为发展的方法
5. 指导与培训	5.1 指导	5.1.1 能根据婴幼儿发展阶段给予家庭教育指导，并指出家长教养中存在的行为问题 5.1.2 能对初级、中级育婴员的教养行为问题进行指导	5.1.1 家庭结构及家长教养方式的类型 5.1.2 不同教养方式对婴幼儿早期发展的影响 5.1.3 不同年龄阶段的家庭教育教养行为
	5.2 培训	5.2.1 能根据家长的特点和情况编制培训计划 5.2.2 能根据初级、中级育婴员的特点和情况编制培训计划 5.2.3 能组织亲子活动 5.2.4 能进行育儿讲座	5.2.1 培训的目的、类型、内容及流程 5.2.2 培训计划的编制与培训方法的选择 5.2.3 课程设计与组织的基本要素

4 权重表

4.1 理论知识权重表

项目	技能等级	五级/初级工（%）	四级/中级工（%）	三级/高级工（%）
基本要求	职业道德	5	5	5
	基础知识	20	15	10
相关知识要求	生活照料	21	18	14
	保健与护理	9	11	15
	健康与管理	10	13	13
	教育实施	35	38	38
	指导与培训	—	—	5
合计		100	100	100

4.2 技能要求权重表

项目 \ 技能等级	五级/初级工（%）	四级/中级工（%）	三级/高级工（%）
技能要求 — 生活照料	33	25	14
技能要求 — 保健与护理	9	10	11
技能要求 — 健康与管理	13	15	15
技能要求 — 教育实施	45	50	50
技能要求 — 指导与培训	—	—	10
合计	100	100	100

附录三 婴幼儿教养行为规范

新生儿、1~3月龄、4~6月龄、7~12月龄、13~18月龄、19~24月龄、25~36月龄婴幼儿教养行为规范各有特点，分述如下：

一、新生儿

1. 提供自然睡眠的条件。保持房间空气清新，温度适宜，光线柔和，洁净温馨。

2. 按需哺乳。面带微笑注视新生儿，经常对新生儿进行肌肤抚触，与其交谈。

3. 为新生儿勤洗澡、勤换衣裤和尿布，保持其皮肤清洁和干燥。细心看护，经常对新生儿的皮肤、大小便、脐部、眼睛等进行观察。

4. 提供适量的视听刺激，让新生儿常听舒缓柔和的音乐、玩具声和讲话声，常看会动的玩具和人脸等，适宜距离为15~30厘米。

二、1~3月龄

1. 顺应婴幼儿的生理节律，逐步形成有规律的哺乳、睡眠。及时添加生长所需的营养补充剂。

2. 在适宜时间内进行适宜的户外活动和户外睡眠，让婴幼儿接触阳光和新鲜的空气。

3. 提供便于抓握、带声响、色彩鲜艳、无毒卫生的玩具，帮助婴幼儿练习俯卧抬头、目光追视、抓握、侧翻等动作。

4. 经常面对面地逗引婴幼儿，与其交流，引发其对亲近的人和熟悉的声音产生反应，促使其情绪愉快，培育母婴依恋亲情。

5. 悉心辨析哭声，给予积极回应，满足婴幼儿的不同需要。

三、4~6月龄

1. 保证婴幼儿充足的睡眠时间，逐渐养成其自然入睡、有规律睡眠的习惯。

2. 按月龄逐步添加辅助食品,逐渐形成定时喂哺的规律。

3. 帮助婴幼儿学习翻身和靠坐,练习主动伸手抓握玩具、双手扶奶瓶等动作。

4. 提供婴幼儿辨认周围生活环境中的人、物和事的机会。

5. 帮助婴幼儿学习辨别亲近的人的声音,呼其名字时会转向发声的方向,用"咿呀"声与人交流。

6. 引发婴幼儿对熟悉的音乐有愉快的情绪反应。

7. 在盥洗中,引导婴幼儿乐意接受洗脸、洗手、洗屁股、洗澡。经常保持其手、脸等处皮肤的清洁干燥。

四、7～12月龄

1. 逐步形成婴幼儿定时睡眠(白天2～3次,一昼夜13～15小时)的习惯。

2. 逐渐提供各类适宜的食物,让婴幼儿初步适应咀嚼、吞咽固体食品,尝试用杯喝水、用勺喂食。

3. 鼓励婴幼儿配合成人为其穿衣、剪指甲、理发和盥洗等活动。引导婴幼儿学习坐盆排便,对大小便的语音信号有反应,帮助其形成一定的排便规律。

4. 让婴幼儿练习独坐、爬行、扶站、独立站、扶走以及捏拿小物件,两手配合倒物等动作。

5. 用简单的词和指令刺激婴幼儿用表情、动作、语音等做出相应的反应(如指认五官等)。

6. 引发婴幼儿跟着音乐节律随意摆动身体。

五、13～18月龄

1. 停用奶瓶,提供杯子让婴幼儿喝水(奶),帮其顺利度过离乳期。

2. 帮助婴幼儿学习用语言或动作表示大小便。提供适宜的坐盆，使其逐步形成一定的排便规律。

3. 提醒婴幼儿饭前洗手、饭后擦嘴，吃饭时自己学用小勺进食，形成定时、定位、专心进餐的习惯。

4. 提供机会让婴幼儿练习独立行走、下蹲、转弯、扶栏杆上楼梯等。

5. 为婴幼儿提供其喜欢的玩具，让其进行摆弄和装扮等活动。

6. 鼓励婴幼儿模仿成人说单词或短句，学着称呼人，用单词、短句表达自己的需求。

7. 提供机会让婴幼儿感知生活环境中的花草和树木、人和物，指指认认，初步建立实物和图片、物体和词语之间的联系。

8. 帮助婴幼儿充分感受色彩和形状，尝试涂涂画画。

9. 引导婴幼儿感受音乐节奏带来的快乐，跟着音乐做动作。

六、19～24月龄

1. 让婴幼儿逐步养成睡眠、进餐、盥洗的好习惯，生活有规律。

2. 在盥洗时帮助婴幼儿学着使用肥皂、毛巾，学脱鞋子、裤子、袜子和外衣。

3. 鼓励婴幼儿养成用餐时吃一口、嚼一口、咽一口和定时喝水的习惯。

4. 提供机会让婴幼儿练习自如地走、跑，进行举手扔球、玩叠高积木、串大珠子等游戏，并学着收纳玩具。

5. 鼓励婴幼儿辨别周围生活环境中的常见物，让其对物体的形状、冷热、大小、颜色、软硬等差别明显的特征有充分的感知体验。

6. 鼓励婴幼儿学用简单句（双词句）表达自己的需求，说出自己的名字，提供机会多进行亲子阅读、听故事、学念儿歌。

7. 提醒婴幼儿与人打招呼，学着在和同伴一起玩耍、游戏中形成初步的规则意识。

8.引导婴幼儿随着音乐节奏做模仿动作,跟唱简单的歌曲,用各种材料涂涂画画。

七、25～36月龄

1.养成婴幼儿按时上床、安静入睡、醒后不影响他人睡眠的习惯。

2.鼓励婴幼儿用小勺吃完自己的饭菜,愿意吃各种食物,自主地用杯喝水(奶)。

3.提供婴幼儿模仿成人做事的机会,帮助其学习自己穿脱衣裤、鞋袜,自己洗手擦脸,主动如厕。

4.让婴幼儿有练习钻爬、上下楼梯和走小斜坡的机会,体验运动的乐趣,培养初步的环境适应能力和自我安全保护意识。

5.让婴幼儿摆弄积木、珠子、纸、橡皮泥等玩具,提高其手指的灵活性和手眼协调性。

6.提供感知常见动植物和简单数字的机会,帮助婴幼儿觉察和指认颜色、形状、时间(昼夜)、空间(上下、内外)等明显的差异。引导其开始了解人、物、事之间的简单关系。

7.鼓励婴幼儿学用普通话大胆表达自己的需求,理解并乐意执行成人简单的语言指令。

8.提供图画书,培养婴幼儿阅读的兴趣,学习讲述简单的事情和学讲故事、念儿歌。

9.帮助婴幼儿逐渐适应集体生活,愿意亲近老师和同伴。引导其学习对人有礼貌,不影响他人的活动。

10.引导婴幼儿跟着音乐唱唱跳跳,用声音、动作、涂画、粘贴等多种方式表达自己的感受。

附录四 婴幼儿心肺复苏

心肺复苏（CPR）是指各种原因（包括溺水、气管异物、胃食道反流、触电、中毒等）引起患儿心跳呼吸骤停的情况下为抢救生命所采取的一系列急救措施，包括开放气道、人工通气、胸外按压、电除颤及药物治疗等急救方法，其目的是使心脏、肺脏恢复正常功能，使生命得以维持。

一、婴幼儿心肺复苏前判断

1. 评估现场环境的安全性：迅速了解整个现场的环境情况是否安全。
2. 判断婴幼儿有无意识、呼吸和心跳。

（1）意识判断

婴儿意识判断：采取拍打足底的方法；幼儿意识判断：轻拍幼儿双肩，并分别在其双耳边大声呼喊，如无反应，提示患儿意识已丧失。

（2）呼吸判断

育婴员耳朵贴近婴幼儿口鼻部侧耳细听呼吸声或感觉有无气流从口鼻呼出，同时双眼注视胸腹部有无起伏。

（3）心跳判断

检查大血管搏动，婴儿触摸肱动脉，幼儿触摸颈动脉和股动脉。触摸搏动不少于 5～10 秒，当摸不到大动脉搏动时，即可确定心脏停搏。必须注意的是，若对尚有心跳的患儿进行胸外心脏按压，反而会导致其心搏停止。

3. 立即拨打急救电话

育婴员发现婴幼儿意识丧失、没有呼吸，应立即进行抢救，并呼叫家中另一人拨打急救电话 120 联系急救中心，以便尽快得到专业的医疗救助。如家中无其他人，可将电话设置免提，边打电话边为患儿进行抢救。

二、婴幼儿心肺复苏步骤

1. 胸外心脏按压

（1）就地抢救，将患儿去枕，仰卧于硬板床或平地上，同时解开患儿衣领及裤带，暴露胸部。

（2）按压部位以胸骨中线与两乳头连线交汇处为胸骨中心点，婴儿（年龄小于1岁）按压中心点下1/3处，幼儿（年龄大于1岁）按压胸骨下半部分。

（3）按压手法：育婴员站立或跪于患儿身旁，身体中轴平行患儿双肩水平。①双手环抱拇指按压法或双指按压法：适用于年龄小于1岁的婴儿。施救者用两手手掌及除拇指外的四根手指托住婴儿两侧背部，双手的大拇指按压胸骨中心点下1/3处，或将两手指置于乳头连线下方按压胸骨。②单手按压法：适用于身体较大、双手难以围拢的婴儿或年龄大于1岁的幼儿和儿童。育婴员一只手固定患儿头部，以便通气，另一只手手掌根部置于患儿胸骨下半段进行按压，手掌根的长轴与胸骨的长轴一致。

（4）按压深度：按压深度至少为胸廓前后径的1/3，婴儿约为4厘米，儿童约为5厘米。

（5）按压频率：按压频率为100～120次/分。按压间隙不要倚靠于患儿胸上，以免造成胸廓不能充分回弹。按压必须平稳有节奏，不可随意暂停。

2. 开放气道

（1）胸外心脏按压30次后，让患儿平卧，保持头轻度后仰使气道平直。检查并清除患儿口鼻腔内分泌物、呕吐物或异物，避免异物堵塞气道。

（2）仰头抬颏法：如无颈椎损伤，可首选此法。施救者站立或跪在患儿身体一侧，用一手小鱼际（手掌外侧缘）放在患儿前额并向下压迫；同时另一手食指和中指并拢，置于患儿下颌将下颌骨上提，使其下颌向上抬起、头部后仰,气道即可开放。注意手指不要下压患儿颏下软组织,以免阻塞气道。

（3）托颌法：如已发生或怀疑颈椎损伤,选用此法可避免加重颈椎损伤。施救者站立或跪在患儿头顶端,肘关节支撑在患儿仰卧的平面上,将双手放置在患儿头部两侧,分别用两手食指和中指固定住患儿两侧下颌角,小鱼际固定住两侧颞部,拉起两侧下颌角,使其头部后仰,气道即可开放。

（4）口对口人工呼吸：施救者位于患儿一侧,用手将患儿下颌向前上方托起。另一手的食指和拇指捏紧患儿鼻孔,深吸一口气,对准患儿的口腔进行缓慢、有力、匀速地吹气,以患儿胸部稍膨起为宜,用眼睛余光观察患儿胸廓是否抬起,随之放松鼻孔。如患儿是1岁以下婴儿,将嘴覆盖患儿的鼻和嘴。

以上过程最好有两人配合,1人负责胸外心脏按压,另1人负责人工呼吸,按压和呼吸比例为15∶2,如仅1人抢救时,按压和呼吸比例为30∶2,共需进行5个循环。

三、注意事项

1. 检查口腔内如有分泌物或异物时,应立即清理。此时需立即将患儿头偏向一侧,使液体状异物流出。或者用食指或小指包上纱布,将能看到的口腔异物钩取出来,以防止异物堵塞气道或造成误吸,导致进一步缺氧。

2. 心脏按压和人工呼吸进行5个循环后,应进行5~10秒检查大动脉搏动是否恢复,如仍无搏动,则必须持续进行按压,直至心跳、呼吸恢复。

3. 按压过程中不能因任何理由中断,应保持操作的持续性。

4. 胸外心脏按压部位必须正确,手法应平稳、有规律,用力不可过猛,以免引起患儿肋骨断裂,或导致肺、肝、胃等内脏器官破裂。

5. 复苏成功后患儿会意识恢复,有心率、呼吸或呻吟,面色转红润,最好让其侧卧,取复苏体位,避免呕吐物误吸入肺。同时注意保暖。

附录五 婴幼儿气管异物的紧急处理

气管异物是儿童危急重症之一，多发生于5岁以下儿童，以3岁以下的婴幼儿最为常见。如果治疗不及时可发生窒息等并发症而危及患儿生命。

婴幼儿一旦呛入异物，必须根据其状态进行紧急有效的处理，同时拨打120急救电话，迅速送往医院治疗。

1.气管异物处理前的准备

（1）育婴员准备：平时做好相关知识储备（了解气管异物的发生原因、异物的种类，掌握紧急处理措施），稳定情绪，呼叫求助。

（2）婴幼儿准备：安抚婴幼儿，避免哭闹和过度紧张。

2.气管异物处理步骤

（1）意识清楚的婴幼儿

①背部拍击法：此方法适用于年龄小的婴儿。育婴员应第一时间将婴儿口腔内的分泌物进行清理，然后将婴儿骑跨并俯卧于育婴员的胳膊上，使面部朝下，头低于胸部，同时用拇指和食指固定婴儿下颌骨部位将头部固定。接着育婴员将自己的胳膊放置于大腿上，然后用另一手的掌根部用力拍击婴儿两肩胛骨之间的背部4～6次，使呼吸道内压力骤然升高，有助于松动异物和促使异物排出体外。

②胸部手指猛击法：经上述操作后，如异物仍未被排出，可变换姿势，将婴儿置仰卧位，平躺于育婴员腿上，然后将一只手伸向婴儿背部并用手掌固定婴儿头颈部，同时将另一只手的中指和无名指持续按压两乳头连线与胸骨中线交界点下一横指处4～6次，促进异物排出。

③海姆利克法：此方法适用于2岁以上幼儿。育婴员应站在或蹲在孩子背后，双臂环抱其腰部，让孩子前倾，头略低，嘴张开。一手握拳以拇

指侧抵住腹部，放于孩子肚脐上方和胸骨下缘之间，另一手紧握该拳，并用力快速向内、向上冲压，可反复5～10次，以此造成人工咳嗽，驱出异物。冲击按压的时候要注意用力方向，防止损伤胸骨和内脏。

（2）意识不清的婴幼儿

针对意识不清的婴幼儿，育婴员首先应让其平卧，并迅速清除口中分泌物，然后骑跨于婴幼儿的大腿部或跪于婴幼儿一侧，相当于婴幼儿的肩胛骨水平，双手两掌重叠置于婴幼儿肚脐上方，胸骨下缘的位置，垂直向下，用掌根快速向前下方连续冲击，动作应干脆利索，可反复进行。注意要检查口腔，如异物被冲出，迅速用手指从口腔一侧清除。呼吸道异物取出后应及时检查患者的心跳和呼吸，如果没有反应，应立即进行心肺复苏。

3.注意事项

（1）密切观察患儿的意识、面色、瞳孔等变化，如有好转，可继续重复以上步骤；如患儿的意识由清楚转为昏迷或面色发绀、颈动脉搏动消失、心搏呼吸停止，应停止促异物排出方法，对患儿迅速进行心肺复苏。

（2）手指清除异物法一般只适用于可见异物，且为昏迷患儿。不适用于意识清楚者，因手指刺激咽喉可引起患儿恶心、呕吐。勾取异物时动作宜轻，切勿用力过猛或粗莽，以免将异物推入呼吸道深处。

附录六　育婴员模拟考试试题

模拟试题（一）

一、选择题

1. 职业道德的核心是（　　）。

A. 为人民服务　　B. 社会责任感　　C. 集体主义　　D. 团结合作

2. 穿衣练习最好从（　　）季开始。

A. 春　　　　　　B. 夏　　　　　　C. 秋　　　　　　D. 冬

3. 下列不属于劳动合同内容的选项是（　　）。

A. 劳动合同期限、工作内容、劳动保护和劳动条件

B. 劳动报酬、劳动纪律、劳动合同终止条件

C. 违反劳动合同的责任

D. 劳动福利、社会保险、旅游活动、合同转让、劳务输出

4. 下列不属于婴儿教育原则内容的选项是（　　）。

A. 尊重婴儿发展权利的原则

B. 以情感体验为主体的原则

C. 促进婴儿全面和谐发展的原则

D. 养育第一，教育第二的教养原则

5. 采用（　　）的沟通方式与家长及看护人进行交流是不礼貌的。

A. 目光要与对方平视，身体略前倾

B. 与谈话者保持一定距离

C. 不需倾听，只要提出自己的要求和看法即可

D. 服饰整洁美观，与育婴员身份相符

6. 1～1岁半婴幼儿对成人语言的理解能力迅速发展，称为（　　）阶段。

A. 理解语言　　　B. 前语言　　　　C. 表达语言　　　D. 语言准备

7. 下列不属于婴幼儿教育特点的是（　　）。

   A. 通过感官来进行学习　　　　B. 不会主动进行学习

   C. 注意力不易集中　　　　　　D. 需要反复教育

8. 除母乳外（　　）是婴幼儿最适宜的奶制品。

   A. 酸奶　　B. 婴儿配方奶粉　　C. 豆基配方奶　　D. 炼乳

9. 婴儿心理发展年龄阶段具有（　　）的特点。

   A. 连续性和可变性　　　　　　B. 相对稳定性和可塑性

   C. 阶段性和可变性　　　　　　D. 不稳定性和可变性

10. 婴儿期的生长发育中，神经系统发育最早，生殖系统发育最迟；心脏、肝、肾、肌肉的发育和（　　）的增加相平行。

    A. 运动　　　B. 食量　　　C. 体重　　　D. 体长

11. 每个新生儿出生时都具有（　　）反射，这是最基本的反射行为。

    A. 觅食　　　B. 吸吮　　　C. 握拳　　　D. 抬头

12. 婴幼儿大脑发育十分迅速，1岁时可达（　　），6岁接近成人水平。

    A. 350克　　　B. 500克　　　C. 750克　　　D. 950克

13. 以下（　　）不属于婴幼儿皮肤的特点。

    A. 新陈代谢活跃　　　　　　B. 保护功能差

    C. 体温调节能力差　　　　　D. 渗透作用差

14. 2岁半婴儿能集中注意的时间是（　　）分钟。

    A. 小于5　　　B. 5～8　　　C. 8～10　　　D. 10～20

15. 玩伴关系（　　）亲子关系。

    A. 排斥　　　B. 干扰　　　C. 代替　　　D. 不排斥

16. 婴幼儿语言能力发展的三个阶段依次是（　　）。

A. 理解语言阶段→语言准备阶段→表达语言阶段

B. 理解语言阶段→前语言阶段→表达语言阶段

C. 语言准备阶段→理解语言阶段→表达语言阶段

D. 表达语言阶段→语言准备阶段→理解语言阶段

17. 营养素中的（　　）是细胞的基本构成部分之一，被誉为生命"根源"。

A. 脂肪　　　B. 蛋白质　　　C. 碳水化合物　　　D. 矿物质

18. 前囟检查在婴幼儿的生长发育及临床中具有重要意义：当婴幼儿前囟饱满，提示其（　　）。

A. 脑发育不良　　B. 颅内压增高　　C. 脱水　　D. 缺钙

19. 6个月以下婴幼儿应（　　）测量身长1次。

A. 每月　　　B. 3个月　　　C. 2个月　　　D. 半个月

20. 维生素可以分成两类：一类是水溶性维生素，另一类是（　　），其中维生素D和维生素E属于后者。

A. 非水溶性维生素　　　　　B. 脂溶性维生素

C. 易溶性维生素　　　　　　D. 难溶性维生素

21. 婴儿溢奶的原因是（　　）。

A. 婴儿的胃较水平，贲门肌肉较松弛，幽门肌肉紧张

B. 婴儿的胃较水平，贲门肌肉较结实，幽门肌肉松弛

C. 婴儿的胃较垂直，贲门肌肉较松弛，幽门肌肉紧张

D. 婴儿的胃较垂直，贲门肌肉较紧张，幽门肌肉松弛

22. 可能引起婴儿腹痛的原因是（　　）。

A. 喂养姿势不正确　　　　　B. 肠胀气

C. 摄食量略少　　　　　　　D. 溢奶后

23. 泥糊状食品在婴儿的成长过程中（　　）。

A. 是可有可无的　　　　B. 是贯穿始终的

C. 只是一般食品　　　　D. 是随时添加的

24. 可能引起婴儿食物过敏的食物是（　　）。

A. 龙虾　　　B. 木耳　　　C. 胡萝卜　　　D. 苹果

25. 下列有关预防接种的护理说法错误的是（　　）。

A. 低热时可以预防接种

B. 空腹状态下不宜预防接种

C. 保持接种局部清洁、干燥，3 天内避免沾水

D. 接种后需观察 15～30 分钟方可离开医院

26. 婴儿选择补充食品的原则以下哪项正确（　　）。

A. 从少到多　　　　　　B. 从粗到细

C. 随时可以添加　　　　D. 新食物可以几种一起添加

27. 避免婴儿便秘采取的措施不正确的是（　　）。

A. 增加饮水量并每天适当进行腹部按摩

B. 减少食量并每日进行腹部按摩

C. 增加饮水量，减少食量

D. 多吃高热量的食物

28. 预防缺铁性贫血应该让孩子多吃含铁丰富的食物，如（　　）。

A. 瘦肉、鱼、动物血、蔬菜　　　B. 瘦肉、鱼、动物内脏、蔬菜

C. 肥肉、鱼、动物血、水果　　　D. 肥肉、鱼、动物内脏、水果

29. 正常 12 月龄的婴儿体重约为出生时体重的（　　）。

A. 2 倍　　　B. 1.5 倍　　　C. 1 倍　　　D. 3 倍

30. 除（ ）外都不适宜婴儿饮用。

A. 可乐　　　B. 果汁　　　C. 雪碧　　　D. 咖啡

31. 饭前给婴儿喝水会使胃液（ ）。

A. 增多　　　B. 减少　　　C. 浓缩　　　D. 稀释

32. 睡眠充足对婴幼儿的健康十分重要，（ ）分泌量增多，促进生长发育。

A. 甲状腺激素　B. 生长激素　C. 胰岛素　D. 去甲肾上腺素

33. 婴儿玩的时间过长或心情恐怖时会（ ）。

A. 很快入睡　　　　　　　B. 安静入睡

C. 精神不能很好地被抑制　　D. 精神很快地被抑制

34. 婴幼儿经过成人耐心、持之以恒的训练可养成按时排便习惯大约在（ ）。

A. 1.5～2岁　B. 2岁半　　C. 3岁　　　D. 4岁

35. 人体皮肤不具备的功能是（ ）。

A. 感觉　　　B. 防御　　　C. 消化　　　D. 排毒

36. "四具"的清洁影响着婴儿的（ ）。

A. 食欲　　　B. 动作技能　C. 社会交往　D. 健康成长

37. 烫伤后首选的处理是（ ）。

A. 用自来水或干净的凉水冲洗　　B. 立即涂药

C. 涂酱油、黄酒　　　　　　　　D. 迅速脱离热源

38. 婴幼儿生长发育指标1～3岁幼儿（ ）测量1次。

A. 每月　　　　　　　　　　B. 每2个月

C. 每3个月　　　　　　　　D. 每4个月

39. 3 岁以下幼儿测量身长应让婴幼儿（　　）测量，可使用身长计或皮尺固定测量。

A. 仰卧　　　　B. 站立　　　　C. 人为分段　　D. 侧卧

40. （　　）岁时头围一般有 48 厘米。

A. 2　　　　　B. 3　　　　　C. 4　　　　　D. 5

41. 前囟检查在婴幼儿的生长发育及临床中具有重要意义：当婴幼儿前囟关闭过晚，大于或等于 3 个厘米，提示其（　　）。

A. 脑发育不良　B. 颅内压增高　C. 脱水　　　　D. 脑积水

42. 可引起婴幼儿体温升高的是（　　）。

A. 睡眠　　　　B. 清醒　　　　C. 安静　　　　D. 哭闹

43. 对于低出生体重、早产、（　　），或有出生缺陷等具有高危因素的新生儿应根据实际情况增加家庭访视次数。

A. 肥胖　　　　B. 使用产钳　　C. 难产　　　　D. 双多胎

44. 体温未超过（　　）时，不要匆忙给孩子服用退热药。

A. 37.5 ℃　　　B. 38.5 ℃　　　C. 39.5 ℃　　　D. 40.5 ℃

45. 造成婴儿便秘的原因是（　　）。

A. 食物中脂肪、蛋白质含量过高　　　　B. 婴儿水果摄入过多

C. 乳汁中含糖量过高　　　　　　　　　D. 婴儿排便无规律

46. 坚持婴儿抚触、被动操，增加（　　）可预防便秘。

A. 户外活动　　B. 室内活动　　C. 床上活动　　D. 水中活动

47. 如果虫子入耳，下面哪种方法是比较有效的（　　）。

A. 让婴儿歪向一侧，患耳向下，让虫子自己爬出来

B. 让婴儿进入暗室，用手电筒向婴儿的耳道照射，可诱使虫子飞向亮处

C. 用镊子或耳勺挖取

D. 让婴儿歪向一侧，用嘴吹

48. 发生尿布疹后，需要用（　）外涂进行治疗。

　　A. 牙膏　　　　B. 鞣酸软膏　　C. 爽身粉　　D. 痱子粉

49. 如果宝宝头上的胎脂已经变硬了，则可先用植物油将胎脂软化，再用（　）清洗。

　　A. 冷水　　　　B. 热水　　　　C. 温水　　　D. 开水

50. 关于婴儿营养不良的预防措施，错误的是（　）。

　　A. 合理喂养　　　　　　　B. 按时预防接种

　　C. 体格锻炼　　　　　　　D. 喂服保健药

51. 必需脂肪酸是组成细胞膜的重要成分，可以促进婴儿（　）的发育。

　　A. 大脑和听力　　　　　　B. 大脑和视力

　　C. 小脑和视力　　　　　　D. 小脑和听力

52. 婴儿缺乏维生素 B_2 引起的眼部症状不包括（　）。

　　A. 疼痛　　　　B. 肿胀　　　　C. 畏光　　　D. 流泪

53. 出生后 4 个月内（　）喂养的婴儿容易发生维生素 K 缺乏症。

　　A. 牛奶　　　　B. 羊奶　　　　C. 母乳　　　D. 混合

54. 婴幼儿（　）月开始出现认生。

　　A. 2～3　　　　B. 4～5　　　　C. 8～9　　　D. 6～7

55. 烦躁、嗜睡、低热、多汗、呕吐、前囟膨隆、毛发枯干、肝脾肿大、体重不增为（　）的中毒症状。

　　A. 维生素 A　　　　　　　B. 维生素 B_2

　　C. 维生素 K　　　　　　　D. 维生素 D

56. 发现婴幼儿（　）要到全国防治组的指定单位进行检查和治疗。

　　A. 血铅高　　　B. 发高烧　　　C. 牙痛　　　D. 中暑

57. 预防婴儿意外伤害的发生,要( )。

A. 检查厨房、浴室、房间、起居室、卧室、门厅、楼梯和走廊的安全

B. 测试宝宝社会交往能力

C. 测查婴儿睡眠质量

D. 监测婴儿生长发育

58. ( )不属于铅尘进入婴儿体内的主要途径。

A. 口动作 B. 皮肤

C. 玩耍过程中不知不觉摄入体内 D. 血液循环系统

59. 铅是一种多亲和性毒物,主要损害( )。

A. 神经系统、造血系统、血管和内分泌系统

B. 循环系统、泌尿系统、血管和消化系统

C. 泌尿系统、造血系统、血管和消化系统

D. 神经系统、造血系统、血管和消化系统

60. 不适合婴儿活动的公共场所是( )。

A. 居住所在地的物业小区 B. 户外活动的公园

C. 儿童游乐场 D. 办公大楼

61. 以下哪项不属于常见的意外伤害类型( )。

A. 触电 B. 烧伤 C. 跌伤 D. 疾病

62. 窗户栏杆间的间隔距离不能大于( )。

A. 8 cm B. 11 cm C. 15 cm D. 20 cm

63. 鼻腔异物的处理方法正确的是( )。

A. 豆粒、纸团可用擤鼻涕的方法擤出

B. 虫子进入鼻腔用擤鼻涕的方法排出

C. 鼻腔进入异物,可给婴幼儿掏鼻孔

D. 虫子进入鼻腔,刺激幼儿打喷嚏把虫子喷出

64. 婴幼儿洗澡时水温（　　）最适宜。

　　A. 32 ℃～33 ℃　　　　　　B. 34 ℃～35 ℃

　　C. 35 ℃～36 ℃　　　　　　D. 37 ℃～38 ℃

65. 气管异物最常见的表现是（　　）。

　　A. 窒息　　　B. 呛咳　　　C. 声嘶　　　D. 呕吐

66. 触电的急救不包括以下措施（　　）。

　　A. 切断电源　　　　　　　B. 实行心肺复苏

　　C. 立即转送医院　　　　　D. 直接将触电幼儿拖离事故现场

67. 粗大运动训练时下列错误的是（　　）。

　　A. 循序渐进　　　　　　　B. 根据年龄选择

　　C. 游戏要综合多样　　　　D. 上下肢分开进行

68. 婴儿两手的主要功能是（　　）。

　　A. 通过手上肌肉的力量及双手、手指等有机配合，完成近百种动作

　　B. 通过两手的活动促进宝宝的平衡能力

　　C. 通过双手互动，实现手眼协调的训练

　　D. 通过手语可以让不会说话的孩子进行简单的交流

69. 0～6个月婴儿精细动作发展的训练重点是（　　）。

　　A. 拍打、抓握、推拉等练习　　B. 拼插、堆积等练习

　　C. 投掷、拼图等练习　　　　　D. 发音、微笑等练习

70. 随着婴幼儿的发展，（　　）成为同时学习分类与了解积木形状大小的首选游戏。

　　A. 1～3岁婴儿藏积木的游戏　　B. 1～3岁婴儿敲击积木的游戏

　　C. 1～3岁婴儿搭垒积木的游戏　D. 1～3岁婴儿投掷积木的游戏

71. 提高婴儿认知能力的主要途径需采用（　　）的教育方法。

A. 有趣味　　B. 示范模仿　　C. 形象直观　　D. 抽象含蓄

72.（　　）是婴儿学习空间概念的主要内容。

A. 大小、形状、高低　　　　B. 自我身体、方位知觉

C. 自我、颜色、季节变化　　D. 时间、几何图形、季节变化

73. 以无意记忆为主是在人的（　　）时期。

A. 老年　　　　B. 中年　　　　C. 成年　　　　D. 婴儿

74. 亲子阅读的常见方式有（　　）。

A. 陪孩子一起表演　　　　B. 陪孩子一起看动画片

C. 带着孩子一起阅读　　　D. 和孩子一起欣赏童话剧

75. 婴儿认知能力训练的注意事项有（　　）。

A. 注重训练结果

B. 注重宝宝是否都学会了

C. 注重训练的过程，不要过分追求训练的结果

D. 过程和结果都不重要

76. 婴儿（　　），体现了婴儿社会适应性能力。

A. 生活自理能力、社会交往能力、保持良好情绪和人格发展

B. 身体适应能力的发展

C. 语言能力的发展

D. 平衡感的增强

77. 孩子在会坐以后，每次进餐最好让孩子（　　）。

A. 单独坐一把椅子，安静等待就餐　　B. 坐在家人身上吃饭

C. 坐在椅子上边玩边吃饭　　　　　　D. 抱着吃饭

78. 1岁左右的孩子在漱口时,为了防止其将水吞下,最好用( )漱口。

A. 自来水　　B. 热开水　　C. 温开水　　D. 漱口水

79. 关于训练婴儿大小便的步骤,以下哪项错误( )。

A. 满月后就应该"把"大小便

B. 8个月开始练习蹲盆大小便

C. 1岁在大人的帮助下坐便盆

D. 3岁在大人帮助下使用手纸和按压冲水按钮

二、判断题

1.（ ）婴儿前囟的闭合时间是0.5～1岁。

2.（ ）早产儿与足月儿一样,可按时进行预防接种。

3.（ ）婴儿咀嚼功能的发育完善有助于语言能力和认知能力发展。

4.（ ）婴儿添加泥糊状食物的最佳时机是出生后的8～10个月。

5.（ ）最好选择让婴儿喝白开水。

6.（ ）皮肤具有感觉、防御、排泄、吸收和调节体温的功能。

7.（ ）婴儿缺乏维生素D可导致前额突出、囟门边软、肋骨缘外翻。

8.（ ）智力发展的奠基时期是0～3岁。

9.（ ）婴儿腹痛发作时主要表现为哭闹剧烈、肚子胀、双腿蜷曲到肚子、双脚冰冷。

10.（ ）婴儿对某种食物过敏的主要原因是体内某些蛋白质使婴儿过敏。

11.（ ）婴儿出现水代谢紊乱时的表现症状中,最常见的为脱水。

12.（ ）婴儿每日排出的水分包括明性失水和暗性失水。

13.（ ）婴幼儿接触有害物质易引起中毒的原因是婴儿的表皮过薄。

14.（ ）保存消毒液时不要将消毒液直接放在有日晒的地方。

15. （　）社会适应能力好主要表现为自理能力强、交往能力强等。

16. （　）婴儿大小便后及时清洗，更换尿布，涂护臀膏可预防尿布疹。

17. （　）婴儿缺乏碘的主要表现为甲状腺肿大、身材矮小、智力低下等。

18. （　）婴儿没长牙齿前不必清洁口腔。

19. （　）婴儿生活自理能力包括独自吃饭、行走、穿衣、洗漱等方面。

20. （　）女孩在清洗外阴时的顺序是由后向前擦洗。

参考答案：

一、选择题

1～5	ABDDC	6～10	ABBCC	11～15	BDDBD
16～20	CBBAB	21～25	ABBAA	26～30	ADBDB
31～35	DBCAC	36～40	DACAA	41～45	DDDBA
46～50	CBBCD	51～55	BBCDA	56～60	AADDD
61～65	DBDDB	66～70	DDAAC	71～75	CADCC
76～79	AACA				

二、判断题

1～5　××√×√　　　　6～10　√√√√×

11～15　√×√√√　　　16～20　√√×√×

模拟试题（二）

一、选择题

1. 职业与道德的特点不包括（　）。

　　A. 实践性和适用性　　　　B. 稳定性和继承性

　　C. 多样性和变化性　　　　D. 从属性和强制性

2. 订立和变更劳动合同，应当遵循（　）的原则。

　　A. 平等自愿，协商一致　　B. 劳动者利益

　　C. 用人单位意见　　　　　D. 劳动者意见

3. 《中华人民共和国劳动合同法》规定，用人单位拖欠或者未足额支付劳动报酬的，劳动者可以向（　）申请支付令，该组织应当依法发出支付令。

　　A. 当地劳动保障行政部门　　　　　B. 当地人民法院

　　C. 当地人民法院或劳动保障行政部门　D. 当地工会组织或工商部门

4. 不要（　）是与家长及看护人交谈时的常用技巧。

　　A. 谈及家长的隐私

　　B. 围绕婴儿的个性特征、兴趣进行探讨

　　C. 围绕育婴方法进行探讨

　　D. 选择与婴儿生活、成长相关的话题进行交流

5. 因为婴儿（　），所以尽管是生理性远视，但对近距离物体仍能看清楚。

　　A. 眼球前后径短　　　　　B. 晶状体弹性好，调节能力强

　　C. 眼睛容易斜视　　　　　D. 眼球前后径长

6. 婴儿耳咽管具有短而平的特点，所以上呼吸道感染时易引起（　）。

　　A. 外耳道炎　　B. 鼓膜炎　　C. 中耳炎　　D. 耳聋

7. 以下属于婴幼儿体格生长发育方面大小变化的是（　　）。

A. 认知能力不断发展　　　　B. 体重的不断增加

C. 思维能力的不断发展　　　D. 想象能力的不断发展

8. 碘的生理作用主要是参与（　　）合成。

A. 甲状腺激素　B. 生长激素　C. 胰岛素　D. 肾上腺素

9. 婴儿出生后6个月左右，（　　）开始萌出。

A. 上颌乳中切牙　　　　　　B. 下颌乳中切牙

C. 上颌乳尖牙　　　　　　　D. 下颌乳尖牙

10. 婴儿选择补充食品的原则以下哪项正确（　　）。

A. 从少到多　　　　　　　　B. 从粗到细

C. 随时可以添加　　　　　　D. 新食物可以几种一起添加

11. 睡前给婴儿多喂水容易导致（　　）和影响睡眠。

A. 腹泻　　　　B. 便秘　　　C. 遗尿　　　D. 漏尿

12. 在婴幼儿体格生长指标中，（　　）最易波动。

A. 身长（身高）　B. 胸围　　　C. 头围　　　D. 体重

13. 婴幼儿前囟门大多在（　　）个月闭合。

A. 10～12　　　B. 8～10　　　C. 12～18　　　D. 16～20

14. 给婴幼儿测量体温不宜选择在（　　）时。

A. 安静　　　　B. 睡觉　　　C. 清醒　　　D. 进食

15. 以下表现中，除（　　）外均提示宝宝很可能发热了。

A. 脸部潮红　　B. 嘴唇干热　C. 哭闹不安　D. 呕吐

16. 头围过大与下列哪项疾病可能有关（　　）。

A. 脑瘫　　　　B. 脑积水　　C. 先天畸形　　D. 呆小症

17. 下列关于婴儿眼的描述哪项正确（　　）。

A. 婴儿眼是生理性远视，视近物模糊

B. 婴儿眼是生理性近视，视远物模糊

C. 婴儿眼是生理性远视，视近物仍然较清楚

D. 婴儿眼是生理性近视，视远物仍然较清楚

18. 营养行为包括喂养行为、进食行为和（　　）。

A. 偏食行为　　B. 择食行为　　C. 制作食物行为　　D. 消化行为

19. 婴幼儿缺乏蛋白质时，将阻碍细胞和组织的正常发育，造成生长发育迟缓、免疫功能下降，严重时可导致（　　）失调。

A. 酸碱、渗透压平衡　　　　B. 内分泌

C. 神经调节　　　　　　　　D. 维生素吸收

20. 婴儿期的教养原则是（　　）。

A. 教育第一，养育第二　　　B. 教养结合

C. 教育为主，玩耍为辅　　　D. 玩耍第一

21. 下列不属于婴儿学习特点的是（　　）。

A. 通过感官来进行学习　　　B. 不会主动进行学习

C. 注意力不易集中　　　　　D. 需要反复教育

22. 喂养不足最重要的表现是（　　）。

A. 体重下降　　　　　　　　B. 体重增长不规律

C. 体重增长过慢　　　　　　D. 以上都是

23. 喂奶后为避免婴儿溢奶，应该将婴儿（　　）。

A. 竖抱 10～15 分钟　　　　B. 竖抱后立即平躺

C. 横抱 10～15 分钟　　　　D. 横抱后立即平躺

24. 给婴儿添加泥糊状食品时应从（　　）开始。

　　A. 5～10 mL　　　B. 10～20 mL　　C. 20～30 mL　　D. 30～40 mL

25. 婴儿出生后4～6个月应添加（　　）。

　　A. 牛奶　　　　　B. 鸡蛋　　　　　C. 米饭　　　　　D. 米糊

26. 给新生宝宝洗澡时，注意不要（　　）脐部。

　　A. 清洁　　　　　B. 接触　　　　　C. 洗湿　　　　　D. 暴露

27. 婴儿缺乏叶酸主要表现不包括（　　）。

　　A. 指甲发白　　　B. 没精神　　　　C. 眼结膜发白　　D. 脾气急躁

28. 成人给婴儿洗脸前要将双手（　　）以免发生眼部感染。

　　A. 洗净　　　　　B. 擦干　　　　　C. 消毒　　　　　D. 灭菌

29. 婴幼儿饮用的主要水源为（　　）。

　　A. 乳类等流质食物　B. 米饭　　　　　C. 水果　　　　　D. 蔬菜

30. 过量饮用饮料还可影响其他营养成分的摄入，最终导致婴幼儿（　　）迟缓。

　　A. 胃肠蠕动　　　B. 智力发展　　　C. 生长发育　　　D. 肢体活动

31. 饭前给婴儿喝水会（　　）。

　　A. 使胃液稀释　　　　　　　　　　B. 增进食欲

　　C. 使胃部排空　　　　　　　　　　D. 有利于食物消化

32. 睡眠充足对婴幼儿的（　　）十分重要，生长激素分泌量增多，促进生长发育。

　　A. 体力　　　　　B. 精力　　　　　C. 食欲　　　　　D. 健康

33. 婴儿二便卫生习惯培养要循序渐进，而且要（　　）。

　　A. 反复要求　　　B. 频繁要求　　　C. 及时表扬　　　D. 提早训练

34. 婴幼儿经过"三浴"锻炼，皮肤可制造（　　）。

A. 维生素 A　　　B. 维生素 B　　　C. 维生素 C　　　D. 维生素 D

35. "四具"的清洁影响着婴儿的（　　）。

A. 食欲　　　　B. 动作技能　　　C. 社会交往　　　D. 健康成长

36. 婴幼儿洗澡时，以下注意事项说法错误的是（　　）。

A. 放好水后直接将婴幼儿放入水中　　B. 先用手试试水温

C. 最好使用水温计测温　　D. 温度控制在37℃、38℃为宜

37. 鱼肝油中毒主要指的是（　　）中毒。

A. 维生素 A　　　B. 维生素 B　　　C. 维生素 C　　　D. 维生素 K

38. 消毒液应放于（　　）保存。

A. 低温处　　　B. 高温处　　　C. 常温处　　　D. 光线明亮处

39. 婴儿生长监测主要包括：体重、（　　）、头围的测量。

A. 身长　　　　B. 智力　　　　C. 情绪　　　　D. 环境

40. 测量婴儿头围时，起点应为婴儿（　　）。

A. 右侧眉弓中点　　　　　　B. 左侧眉弓中点

C. 鼻根　　　　　　　　　　D. 后脑勺最高点

41. 婴幼儿立位测量胸围时，其方法是：婴幼儿双手下垂，测量者左手将软尺固定于右乳头下缘，绕经背部在两肩胛角下缘绕至左侧乳头下缘回到零点，取（　　）的平均值。

A. 两次测量　　　　　　　　B. 多次测量

C. 吸气和呼气时　　　　　　D. 最大和最小两次

42. 婴幼儿约（　　）乳牙出齐。

A. 2岁　　B. 3岁　　C. 2岁半　　D. 2岁8个月

43. 6月龄婴儿胸围一般有（　）厘米。

A. 38　　　　　B. 40　　　　　C. 44　　　　　D. 48

44. 小儿体温升高较成人（　），体温波动范围较成人大。

A. 明显　　　　B. 不明显　　　C. 一样　　　　D. 不一样

45. 给小儿测（　）时，应让其安静一段时间以后再进行。

A. 身高　　　　B. 体重　　　　C. 体温　　　　D. 头围

46. 高热会引起婴幼儿的消化功能（　），从而导致婴幼儿腹泻。

A. 增强　　　　B. 紊乱　　　　C. 亢进　　　　D. 减退

47. 发热患儿的衣服和被褥不要（　），以保证皮肤有效地出汗和散热。

A. 过多过薄　　B. 过多过厚　　C. 过少过薄　　D. 过少过厚

48. 如发热患儿出现精神（　）、面色苍白等异常情况要及时看医生，以免延误病情。

A. 较好　　　　B. 较差　　　　C. 萎靡　　　　D. 兴奋

49. 婴幼儿一般感染所致的发热最好先采用适当的（　）措施。

A. 物理降温　　　　　　　B. 化学降温

C. 药物降温　　　　　　　D. 自然降温

50. 不可在（　）内给婴幼儿重复使用降温药，以免降温过快、出汗过多，引起虚脱。

A. 1小时　　　B. 2小时　　　C. 3小时　　　D. 4小时

51. 发生尿布疹后，用药膏涂敷的面积必须（　）皮疹的范围。

A. 大于　　　　B. 小于　　　　C. 等于　　　　D. 都可以

52. 脐炎患儿可采用（　）双氧水彻底清洗脐部。

A. 3%　　　　　B. 5%　　　　　C. 30%　　　　D. 50%

53. 鼓励婴幼儿学会独立进食的方法下列不妥的是（　　）。

A. 孩子吃饭吃得不好，吃得慢及时批评

B. 孩子吃得好时，及时表扬鼓励

C. 家长做好示范，耐心教孩子怎么拿勺子、筷子

D. 不要刻意盯着孩子吃饭，放手让他自己吃

54. 婴儿缺乏维生素 D，主要表现为夜里时常惊醒、（　　）、头发稀疏等。

A. 血色素低　　　　　　　　B. 口唇干裂

C. 指甲发白　　　　　　　　D. 肌肉无力

55. 出生后 4 个月内（　　）喂养的婴儿容易发生维生素 K 缺乏症。

A. 牛奶　　　B. 羊奶　　　C. 母乳　　　D. 混合

56. 婴幼儿哭泣时喂食的注意事项说法正确的是（　　）。

A. 可喂食大的食物　　　　　B. 可喂食小的食物

C. 可随意喂食　　　　　　　D. 不要喂食

57. 烦躁、嗜睡、低热、多汗、呕吐、前囟膨隆、毛发枯干、肝脾肿大、体重不增为（　　）的中毒症状。

A. 维生素 A　　　　　　　　B. 维生素 B_2

C. 维生素 K　　　　　　　　D. 维生素 D

58. 婴儿铅中毒说法不正确的是（　　）。

A. 婴儿铅中毒是完全可以预防和使用非药物治疗的疾病。

B. 对绝大多数婴儿（血铅水平低于 250 毫克/升）来说，应重视健康教育，而非药物排铅。

C. 对少数血铅水平较高者须到正规的医疗卫生机构进行治疗。

D. 不要带婴儿到以盈利为目的的免费测铅网点去测铅。

59. （　）不是预防铅中毒的做法。

A. 经常在马路边玩　　　　　B. 注意做好家庭环境和个人卫生

C. 定期清洗玩具　　　　　　D. 要用湿布擦家具，不要让灰尘满屋飞扬

60. 起居室安全注意事项以下说法错误的是（　）。

A. 不要随处放置打火机和火柴　　B. 电视机不放在孩子能够到的地方

C. 家里不养有毒植物　　　　　　D. 布置电线应按照装修需要

61. 如果虫子进入鼻腔正确的处理方法是（　）。

A. 用擤鼻涕的方法将虫子擤出　　B. 不让其打喷嚏将虫子喷出

C. 掏鼻孔掏出　　　　　　　　　D. 直接送去医院处理

62. 蜂蜇伤在口咽部用（　）消肿。

A. 生理盐水　　　B. 氨水　　　C. 甘油　　　D. 热敷

63. 训练宝宝大小便的注意事项不妥的是（　）。

A. 让宝宝自己决定是否要大小便

B. 让宝宝按照自己的规律发展，成人只能观察和诱导

C. 用自然而豁达的态度对待宝宝不能自控大小便的情况

D. 发现宝宝有要大小便的表示可以适当拖延，训练他的控制能力

64. 心肺复苏一般需做（　）个周期。

A. 二　　　　　B. 四　　　　C. 五　　　　D. 六

65. 婴儿大动作发展的阶段性划分是（　）。

A. 大把抓握时期、精细动作发展时期

B. 原始发射支配时期、步行前时期、步行时期

C. 静卧时期、移动时期、基本动作发展时期

D. 趴躺时期、坐位时期、爬行时期、行走时期

66. 有关精细运动训练的说法正确的是（　）。

   A. 强化运动技能　　　　　　　　B. 强化脑的功能

   C. 强化手的功能　　　　　　　　D. 美化生活形象

67. （　）是婴儿语言发展的差异性之一。

   A. 婴儿的语言发展速度基本相同

   B. 开口说话的时间不同

   C. 最早会说的语言是相同的

   D. 发音的清晰度是相同的

68. 培养婴儿思维能力的有效方法是（　）。

   A. 用形象、声音、色彩和感觉等直观方法　　B. 概括思维教育

   C. 抽象思维教育　　　　　　　　D. 说教、示范

69. 婴幼儿认知能力训练的注意事项是（　）。

   A. 认知能力提升效果优先　　　　B. 婴幼儿兴趣优先

   C. 父母兴趣优先　　　　　　　　D. 育婴员的目标优先

70. 婴幼儿说出简单句发生的时间是（　）。

   A. 1～1.5岁　　B. 1.5～2岁　　C. 2～2.5岁　　D. 2.5～3岁

71. 0～1岁语言早期功能训练其特点是（　）。

   A. 发声练习　　　　　　　　　　B. 以声音代物体

   C. 以词代句　　　　　　　　　　D. 单音重复

72. 适合激发10～12个月婴儿说话的需求的常用方法包括（　）。

   A. 语言刺激　　　　　　　　　　B. 发音

   C. 鼓励模仿成人发音　　　　　　D. 不宜视听刺激

73. 对2～3岁幼儿进行儿歌练习，尽量选择（　）。

   A. 5个音节　　B. 3个音节　　C. 4个音节　　D. 2个音节

74. 婴儿生活自理能力不包括（ ）。

   A. 独自拿物品   B. 独自穿衣

   C. 独自学习   D. 独立的个人卫生习惯

75. 为了鼓励婴儿学会独立进餐，2岁时应训练自己拿（ ）吃饭。

   A. 奶瓶   B. 小勺   C. 筷子   D. 刀叉

76. 2岁以后的孩子清洁口腔应该是（ ）。

   A. 刷牙   B. 漱口   C. 喝水   D. 不需要清洁口腔

77. （ ）岁可以逐渐培养孩子独立蹲盆大小便。

   A. 1   B. 2   C. 3   D. 4

78. 关于训练婴儿大小便的注意事项，以下哪项正确（ ）。

   A. 便盆可以随意放置

   B. 排便后不需要洗手

   C. 坐盆的时间不宜太长，一般为3～5分钟

   D. 坐盆时可以边玩边坐盆

二、判断题

1. （ ）《儿童权利公约》是育婴行业从业人员必须了解的法律。

2. （ ）婴儿心理水平的发展和婴儿动作水平的发展无关。

3. （ ）我国把婴幼儿时期划分为新生儿期、婴儿期和幼儿期。

4. （ ）预防接种前不宜进食。

5. （ ）《育婴员国家职业技能标准》最新版将育婴员分为二级、三级、四级、五级。

6. （ ）育婴员的工作职责除了照料婴幼儿的生活起居外，还应承担婴幼儿的早期教育工作。

7. （ ）消化液稀释引起消化不良是水缺乏造成的结果。

8.（　　）决定婴儿之间个性差异的主要原因在于接受教育的时间和程度。

9.（　　）配方奶在营养成分上接近母乳，甚至弥补了母乳的某些不足，因而可代替母乳。

10.（　　）婴儿首次添加的食物最好是米糊，因为大米不会导致过敏反应。

11.（　　）健康婴儿每天水的消耗量约为体重的15%～20%。

12.（　　）婴幼儿卧室或睡眠的地方应避免新装修造成的环境污染。

13.（　　）使用消毒液时应同时使用肥皂或洗衣粉，以增加杀菌效力。

14.（　　）婴儿缺乏碘的主要表现为头颅肿大、身材矮小、智力正常等。

15.（　　）狗咬伤后伤口先用肥皂水冲洗，再用双氧水冲洗。

16.（　　）婴儿失去知觉时将婴儿的头部略向后倾35度左右，用嘴盖在婴儿的嘴上面，向里面轻轻吹气，速度为每分钟10次。

17.（　　）心肺复苏成功需要观察面色、瞳孔、呼吸、脉搏、意识等。

18.（　　）若婴儿已经学会了抬头，则可以开始训练其翻身。

19.（　　）1岁以内的婴儿，要定期进行体检，以判断婴儿各方面生长发育情况，做到早发现，早治疗。

20.（　　）婴儿语言训练应与婴儿的认知活动相结合。

参考答案：

一、选择题

1～5　　DABAB　　　6～10　　CBABA　　　11～15　　CDCDD

16～20　　BCBAB　　21～25　　BDAAD　　26～30　　CDAAC

31～35　ADCDD　　36～40　AAAAA　　41～45　CCCCC
46～50　BBCAD　　51～55　ABADC　　56～60　DAAAD
61～65　AADCD　　66～70　CBABA　　71～75　ACBCC
76～78　ABC

二、判断题

1～5　　√×√××　　　　　6～10　　√×√×√
11～15　√√××√　　　　　16～20　√√√√√

附 录

一、选择题

31～35 ADCDD   36～40 AAAAA   41～45 CCCCC
46～50 BBCAD   51～55 ABADC   56～60 DAAAD
61～65 AADGD   66～70 CBABA   71～75 ACBCC
76～78 ABC

二、判断题

1～5 √√√×√   6～10 √√√×√
11～15 √×√××   16～20 √√√√√